Maria L. Schasteen

Erkältung

Mit Duftmedizin vorbeugen und schützen

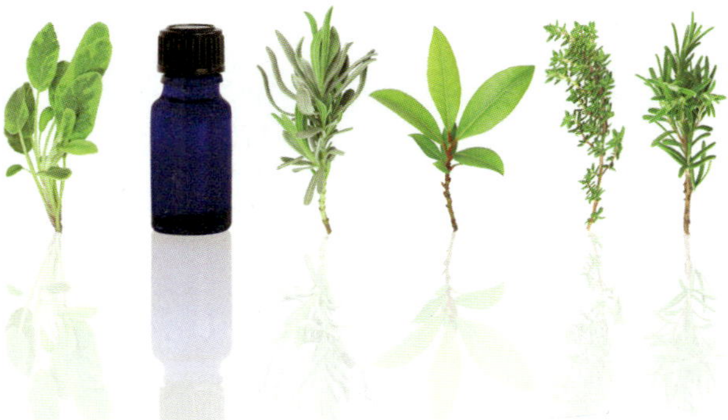

crotona

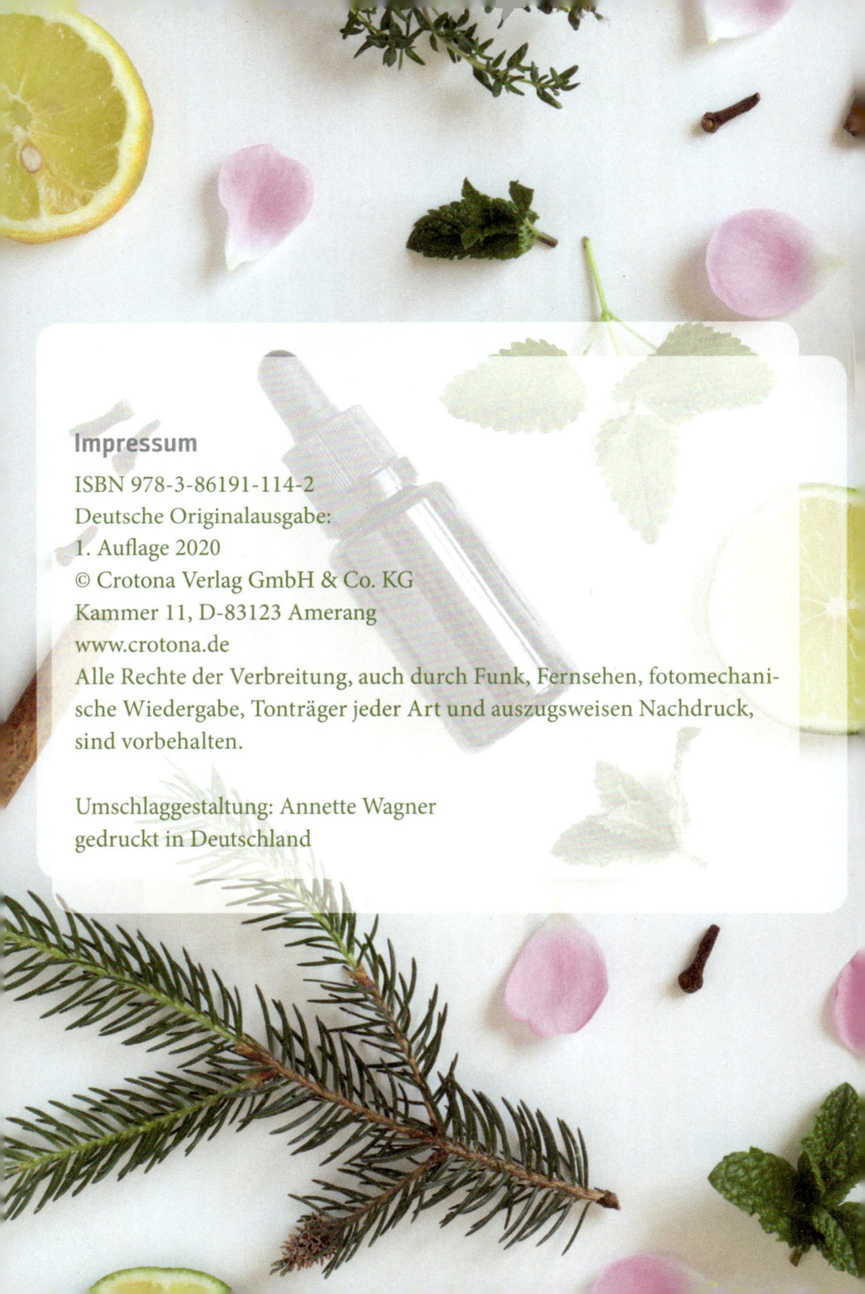

Impressum

ISBN 978-3-86191-114-2
Deutsche Originalausgabe:
1. Auflage 2020

Kammer 11, D-83123 Amerang
www.crotona.de

Umschlaggestaltung: Annette Wagner
gedruckt in Deutschland

Inhalt

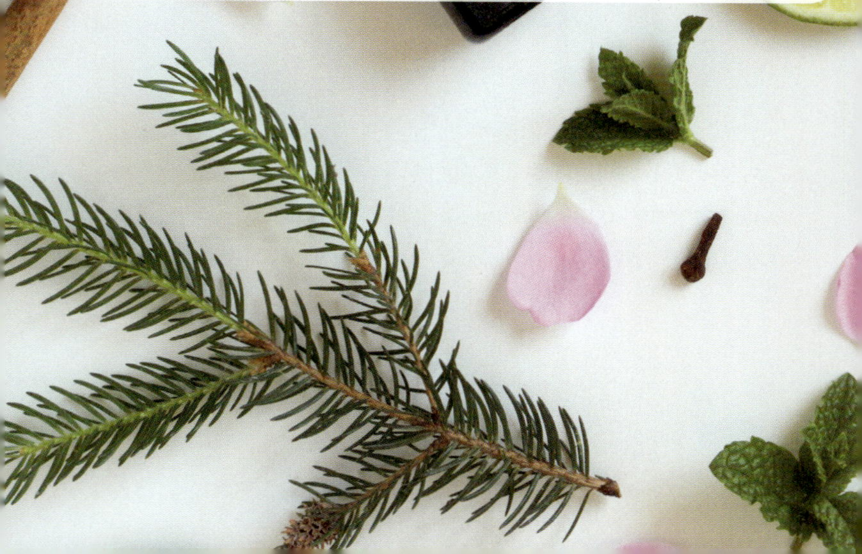

Kein Mensch, der in diesem materiellen Universum lebt,
kann die Gesetze dieser Welt missachten
und erwarten, eine gute Gesundheit zu haben.

Paul Twitchell

Kräuter – Die magischen Heiler

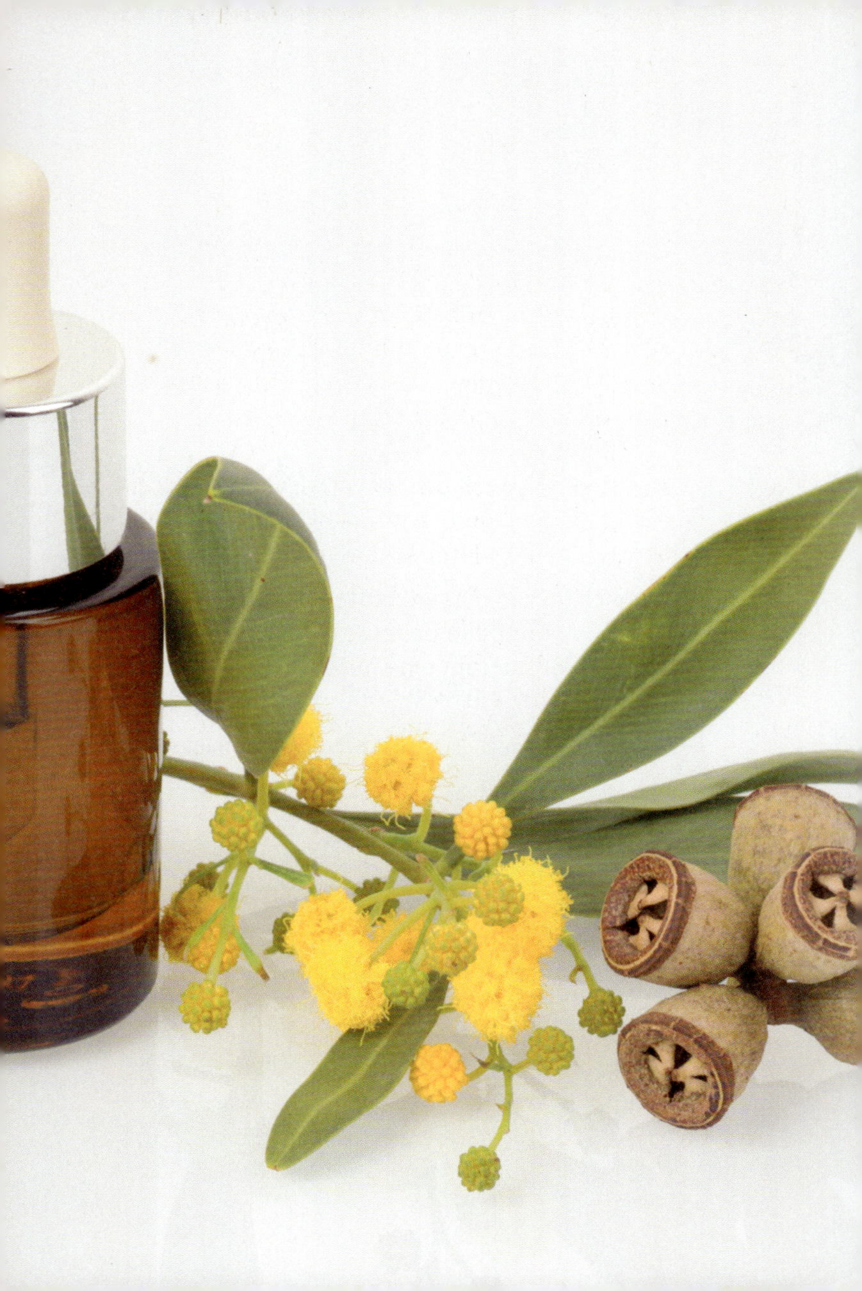

Erkältung – dein Praxis-Ratgeber

Es gibt an die 200 verschiedene Erkältungsviren, die auf Türklinken, Griffen von Einkaufswägen, am Computer-Keyboard und sonstwo sitzen und nur darauf lauern, von dir mit nach Hause genommen zu werden. Da sie sich nicht selbst fortbewegen können, sind sie auf deine Hilfe angewiesen.

In diesem Ratgeber zeige ich dir, wie du dich vor Erkältungsviren ganz natürlich schützt, wie hochwirksame ätherische Öle dem Immunsystem zu Hilfe kommen und warum eine Erkältung zugleich dein Freund und Helfer sein kann. Ich stelle dir die effektivsten Hausmittel bei Erkältungen vor und was die Wissenschaft darüber sagt. Du lernst, welche ätherischen Öle du zur Vorbeugung und Unterstützung gegen Erkältungsviren zur Hand haben solltest und wie du sie gewinnbringend anwendest.

Die Wissenschaft ist sich einig: Es gibt keine vorbeugende Maßnahme zur Verhütung von Erkältungskrankheiten!
In der gesamten medizinischen Literatur gibt es keinen einzigen wissenschaftlichen Beweis dafür, dass eine Erkältung mit herkömmlichen **Medikamenten** verhütet werden konnte. Auch können sie den Erkältungsverlauf, der etwa eine Woche dauert, nicht oder nicht nennenswert verkürzen.

Ätherische Öle hingegen verhindern eine Ansteckung und verkürzen den Krankheitsverlauf – garantiert!

Wie helfen ätherische Öle bei Erkältung?

Hochwirksame ätherische Öle sind zur **Vorbeugung** und zur **Linderung** von Erkältungskrankheiten in ihrer raschen und gründlichen Wirkungsweise **einzigartig**.

Mit ihren **naturgegebenen Wirkstoffen** können sie:

- Die Atemluft von Krankheitserregern reinigen
- Erkältungsviren unschädlich machen
- Die Atemwege öffnen
- Die Bronchien mit Sauerstoff versorgen
- Das Fieber kühlen
- Das Immunsystem stärken

Dadurch sind sie imstande, Erkältungen gezielt zu **verhindern** und eine Erkältungskrankheit rasch zu **kurieren**.

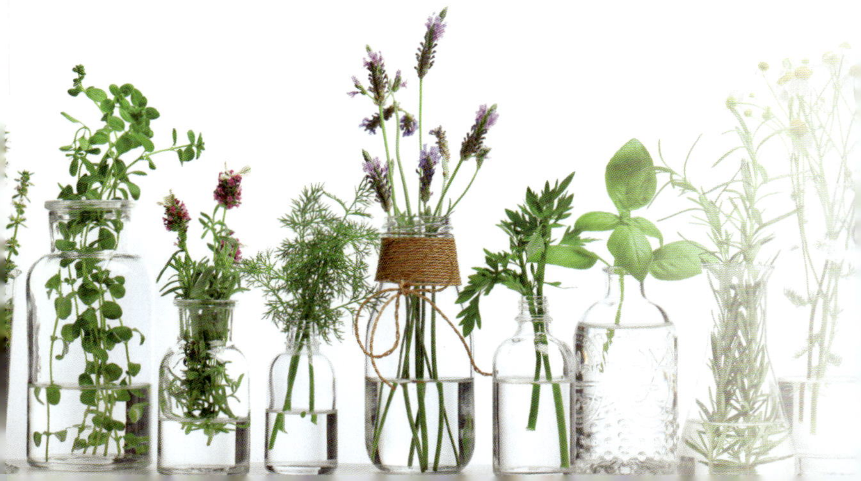

Sind ätherische Öle gefährlich?

Ja und nein.

Hochwirksame ätherische Öle sind ungefährlich, wenn sie richtig eingesetzt werden, denn sie sind die **Geschenke der Natur** für unsere Gesundheit. Sie erfreuen das Herz beim Riechen einer Rose, wecken die Lebensgeister, wenn wir durch den Wald spazieren gehen, und dienen uns als essenzielle Nahrung in Obst und Gemüse.

Synthetische und verfälschte Öle hingegen sind gefährlich, weil sie gesundheitsschädigend sind. Dazu zählen vor allem die **Düfte der Werbung**: Die frisch duftenden Linnen-, Raum- und Polstermöbelsprays, alle Putzmittel und auch das Duftbäumchen im Auto.

> **77%** der ätherischen Öle weltweit sind **synthetisch**.
> **21%** der ätherischen Öle weltweit sind **verfälscht**.
> Das heißt:
> **98%** der ätherischen Öle am Markt sind **nicht rein**!
> Nur **2%** aller ätherischen Öle sind von **höchster Güte**.[1]

Wähle ätherische Öle von einer Quelle, der du **vertraust**, so wie du sicher auch nur zu einem Arzt deines Vertrauens gehst.

Die sichere Anwendung ätherischer Öle

Ätherische Öle sollten mit Herz und Verstand angewendet werden. Da sie hochkonzentriert sind, kann schon **ein (1) Tropfen** eines ätherischen Öls eine **große Wirkung** erzielen!

Man **verdünnt** ätherische Öle daher mit einem **reinen Pflanzenöl**, zum Beispiel Sonnenblumenöl, Olivenöl, Kokosöl oder Mandelöl. Da jeder Mensch einzigartig ist und auf die Öle individuell reagiert, lies bitte die *Richtlinien zur sicheren Anwendung ätherischer Öle* im Anhang, bevor du mit Ölen zu arbeiten beginnst.

Richtig angewendet, gibt es, im Gegensatz zu Medikamenten, in der „Apotheke der Natur" keine Nebenwirkungen.

Medikamente für Erkältung und Fieber können Hirn- oder Magen-Darm-Blutungen verursachen (Aspirin®) oder Schlaganfall und Nierenversagen (Wirkstoff Ibuprofen). Ätherische Öle machen auch nicht süchtig, wie verschreibungspflichtige Nasensprays. Alle diese abschreckenden und Besorgnis erregenden Warnungen über **Nebenwirkungen** finden wir nur auf den Beipackzetteln von Medikamenten.

Was die Wissenschaft über ätherische Öle sagt

„Wir erholen uns 70% schneller, wenn wir ätherische Öle verwenden", sagen Doug Corrigan und andere Forscher.[2]

Phenole und Phenylpropanoide gehören zu den wichtigsten Klassen von ätherischen Ölverbindungen. Sie reinigen Rezeptoren, verdauen freie Radikale und schützen uns vor Viren und schädlichen Bakterien.[3]

Die Pflanzen enthalten Terpene in Form von **Monoterpenen, Sesquiterpenen, Di-, Tri-** und **Tetraterpenen**, die alle dem Körper zu Hilfe kommen, um Entzündungen zu stoppen und Krankheitserreger auszuschalten und auszuleiten.[4]

Man vernebelt stimmungsaufhellende Öle mittels eines **Aroma-Diffusers**, um eine Erkrankung zu vermeiden. Das **Zitronenöl** stärkt zum Beispiel sehr wirksam das Immunsystem, indem es Noradrenalin freisetzt und zusätzlich positive Gefühle weckt.[5]

Zitronenöl und auch andere Zitrusöle wie Mandarine, Orange und Grapefruit sind sehr aktiv gegen Bakterien.[6]

Eukalyptusöl hat eine besonders starke entzündungshemmende **Wirkung** und kann das Immunsystem stärken.[7] Auch gegen Arzneimittel resistente Keime, so Wissenschaftler der Universität von Illinois, ist es erfolgreich. So hat Eukalyptusöl 90% der Tuberkulose-Bakterien durch Inhalationstherapie mit *E. citriodora* erfolgreich abgetötet. Die Ansteckungsgefahr konnte verringert werden.[8]

Forscher der japanischen *Okayama Universität* haben bestätigt, dass das ätherische **Lavendelöl** allergische Entzündungen und Schleimhauthyperplasie bei Asthma hemmt.[9]

Die äußerliche Anwendung einer phytochemischen Formulierung von **Eukalyptusöl** beseitigt eine Methicillin-resistente *Staphylococcus-aureus*-Infektion.[10]

Teebaumöl: *Melaleuca alternifolia* Konzentrat hemmt das Eindringen von Influenza Viren in Wirtszellen.[11]

Ätherische Öle, einschließlich **Pfefferminzöl**, könnten eine vielversprechende Alternative zur Behandlung lokalisierter Infektionen sein, selbst bei schweren Krankenhaus-resistenten Keimen (MRSA).[12] Pfefferminzöl zeigte bereits nach zwei Stunden eine antivirale Wirkung von 98%.[13]

Eine Studie zeigte einen Therapieerfolg bei Mittelohrentzündung mit **Basilikumöl** von 56%-81% im Vergleich zur Placebo-Gruppe (5%-6%).[14]

Die ätherischen Öle von **Orange** und **Eukalyptus** zeigten bei chronischer Bronchitis, Sinusitis und COPD starke entzündungshemmende Wirkungen.[15]

Das **Nelkenöl** hat von allen Nahrungsmitteln den höchsten antioxidativen Wert von über einer Million auf der ORAC (*Oxygen Radical Absorbance Capacity*) Skala[16], gefolgt von **Myrrhe** (379.800) und **Koriander** (298.300). Zum Vergleich haben Heidelbeeren einen ORAC-Wert von 2.400, Spinat 1.260 und Karotten 210. Das bedeutet, dass das Gewürznelkenöl für die Entgiftung des Körpers höchst wertvoll ist.

Die *Meikai University School of Dentistry* in Japan führte eine Studie durch, in der sie die hervorragenden Ergebnisse mit **Rosmarin** und **Lavendel** zur Stressreduktion dokumentierten. Nicht nur wurde das „Stresshormon" Cortisol signifikant reduziert, sondern durch das Einatmen von Rosmarin und Lavendel wurden freie Radikale vermehrt reduziert. Die Öle helfen also, krankmachende Stresshormone zu reduzieren und zusätzlich die Auswirkungen stressbelasteter Faktoren zu beseitigen sowie den Körper vor oxidativem Stress zu schützen.[17]

Diese Liste an wissenschaftlichen Forschungsarbeiten zur Wirksamkeit ätherischer Öle bei Erkältungen ließe sich beliebig fortsetzen. Für Interessierte empfehle ich die US-Datenbank *pubmed.gov*.

Die beliebtesten ätherischen Öle bei Erkältung

Zur Vorbeugung sowie im Krankenzimmer finden folgende **antivirale ätherische Öle** und Ölmischungen bei Erkältung vorwiegend Verwendung:

Einzelöle	Ölmischungen
Basilikum Eucalyptus radiata Oregano Pfefferminze Rosmarin Salbei Teebaum Thymian Weihrauch Zitrone	Antimikrobielle Ölmischung: Zimt, Nelke, Zitrone, Eukalyptus und Rosmarin Ölmischung für die Atmung: Eukalyptus, Lavendel, Majoran, Zypresse

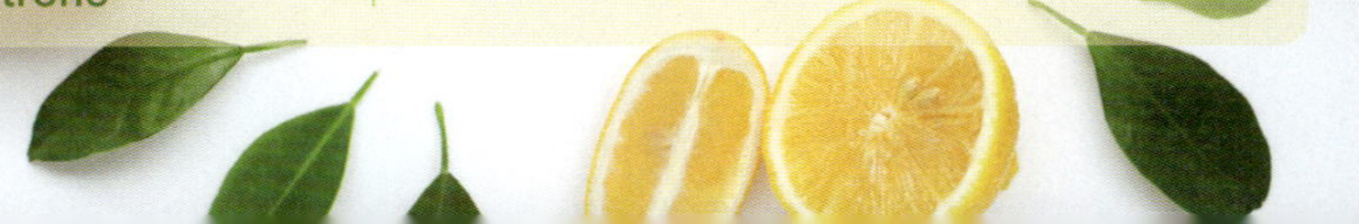

Ihre **hohe Wirksamkeit** erhalten diese Öle durch die chemischen Bestandteile, die in der Pflanze natürlich vorkommen, wie Eucalyptol in Eukalyptus und Rosmarin, Eugenol im Nelkenöl oder d-Limonen in der Zitrone.

Der beste Schutz gegen Erkältung ist ein starkes Immunsystem

Ist das Immunsystem geschwächt, öffnet das Tür und Tor für Erkältungsviren.

- **Halte dich warm.** Wenn es draußen nass und kalt wird, halte deine Nieren warm.
- **Trinke Wasser**, denn Wasser ist ein wichtiges Transportmittel für das Immunsystem.
- **Meide Zucker.** Zucker ist der Erzfeind des Immunsystems!
- **Gesunde Ernährung** und – wenn nötig – Vitamine und Mineralstoffe als Nahrungsergänzung unterstützen dein Immunsystem.
- **Ätherische Öle** wie **Anis, Estragon, Fenchel, Ingwer, Pfefferminze, Wacholder, Zitronengras** unterstützen das Immunsystem.
- **Meide Stress! Schlafe genug.** Ein ausgewogener Lebensstil stärkt das Immunsystem.

Ein besonderer Tipp:

Nimm vor dem winterlichen Spaziergang einen tiefen Atemzug aus dem Ölfläschchen deines Lieblingsöls, oder gib einen Tropfen auf die Nasenspitze oder auf den Schal, bevor du in die Kälte gehst. Die ätherischen Öle mit ihren antiviralen Wirkstoffen bieten nicht nur einen Schutz gegen Krankheitskeime, sondern ihr Duft wird diesen Spaziergang für dich unvergesslich machen. Während andere Leute durch die Kälte hasten, wirst du beglückt lächeln und die Welt mit anderen Sinnen sehen.

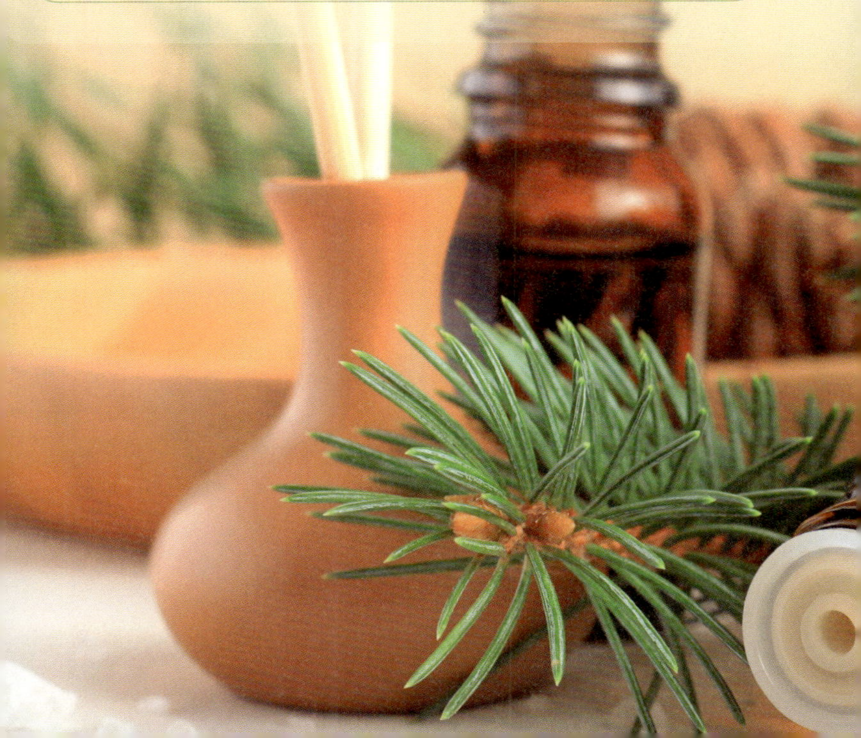

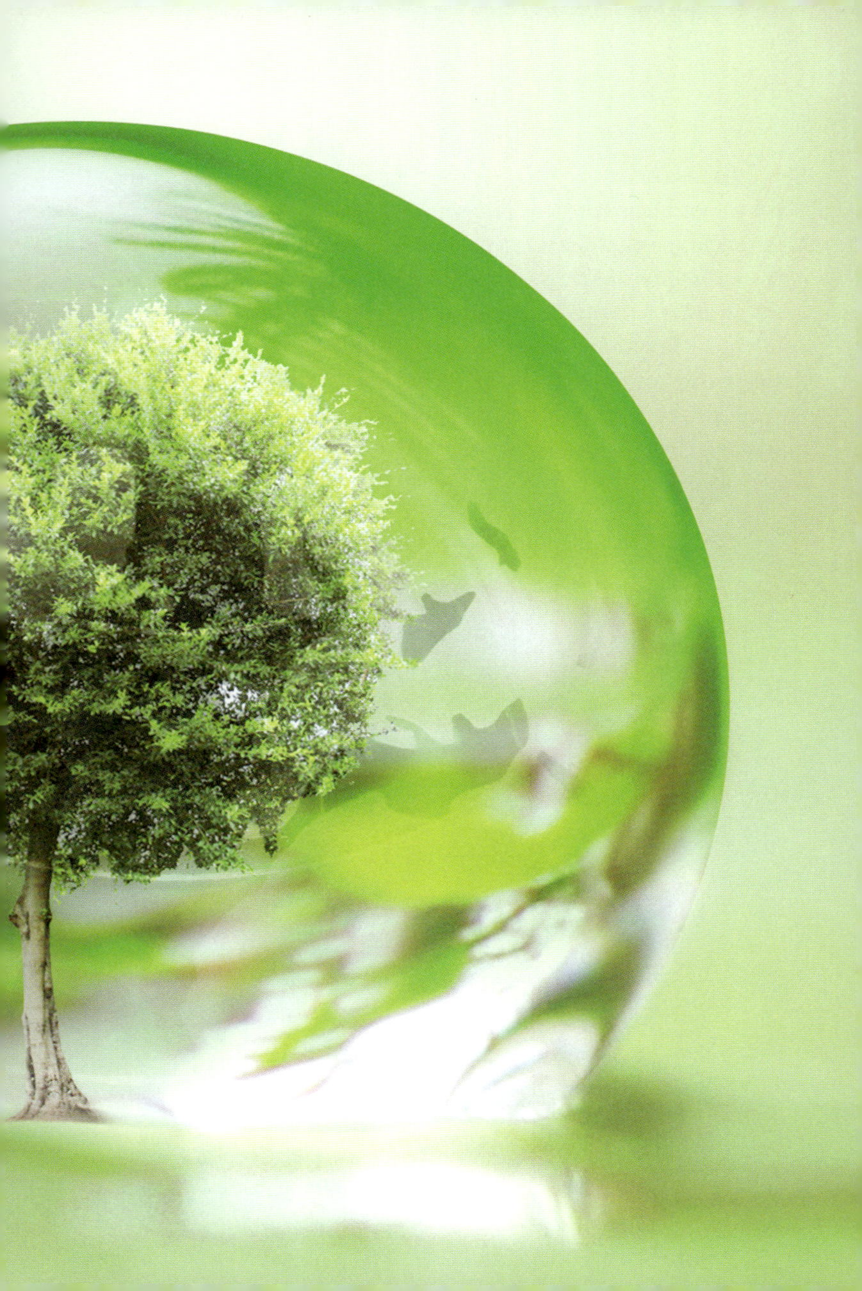

Das Immunsystem

Viren, die aus der Kälte kamen

In jeder Sekunde, so schätzen Wissenschaftler, leben 10^{33} Viren in dieser Welt. Das sind unvorstellbare 10 000 000 000 000 000 000 000 000 000 000 000 Viren. Wo kommen diese Viren her, fragst du dich vielleicht?

Karin Mollig, Virologin an der Universität Zürich, bezeichnet Viren als die „Supermacht des Lebens". So lautet auch der Titel ihres Buches. „Eigentlich gibt es kein Lebewesen ohne Viren", erklärt sie begeistert. „In Pflanzen, in Würmchen, im Erdboden, im Meer, in den Wolken, in jeder Körperzelle, in jedem Lebewesen – Viren sind überall."

Jahrzehntelange Studien haben sie zu dem Schluss gebracht, dass Viren nicht nur krankmachende Eigenschaften besitzen, sondern **seit Anbeginn der Weltgeschichte** bereits bei den Einzellern an der Entwicklung des Immunsystems maßgeblich beteiligt waren. Sie vermutet: „Ein ganz großer Teil unseres Erbguts besteht aus fossilen Viren, und zwar fast 50%." Das heißt, unser Immunsystem wurde vor langer Zeit von Viren geformt, indem sie unsere Gene veränderten. „Die Viren sind Weltmeister im Herumreichen und im Weiterreichen von genetischer Information, aber auch von Auseinandersetzungen mit den Organismen, die sie infizieren. Dabei lernen beide Seiten etwas", sagt Prof. Mollig.[18]

Viren sind Überlebenskünstler. Sie verändern sich ständig, um sich ihrer Umgebung anzupassen. Sie lernen unermüdlich und entfalten sich stets weiter …

„Die Entfaltung allen Lebens ist die Ewigkeit."

Shariyat-Ki-Sugmad, Buch 1

Wie werden wir krank?

Betreten wir nun das Reich der Viren, dieser kleinen Lebewesen, die von vielen gefürchtet werden. Doch, wie bei allem in dieser dualistischen Welt, gibt es zwei Sichtweisen. Die eine betont die Gefährlichkeit von Viren; die andere anerkennt, dass Viren ihre gottgegebene Aufgabe erfüllen, die darin besteht, dem Menschen zu dienen, indem sie ihn stärker und widerstandsfähiger für das Überleben in dieser Welt machen.

Wenn Viren auf die Reise gehen …

Viren sind an einen Ort gebunden. Sie können sich nicht selbst fortbewegen, denn sie bestehen nur aus einer Hülle mit Erbinformationen. Also sind sie angewiesen auf einen Wirt, der sie aufnimmt. Meist nimmt der Mensch den Erkältungsvirus mit der Hand auf und fährt sich damit ins Gesicht, oder der Virus wird durch Tröpfcheninfektion aus der Luft, durch Niesen, weitergegeben. Das Ziel der Viren ist das Erreichen der Nasen- und Augenschleimhäute, denn dieses feuchte Milieu ist ihr Eintrittspunkt in den Körper des Menschen.

Die erste Maßnahme in der Erkältungszeit ist also eine Hygienemaßnahme: Das gründliche Händewaschen mit einer Seife. Seifen, die mit ätherischen Ölen angereichert sind, leisten dabei einen besonders hilfreichen Dienst, denn sie desinfizieren auf gesunde und natürliche Art und Weise.

Wir infizieren uns selbst

Viren können einige Stunden überleben, bevor sie vertrocknen und wirkungslos werden. Wir stecken uns beim Berühren von Türklinken und anderen Gegenständen sowie durch Händeschütteln oder Tröpfcheninfektion selbst mit Erkältungsviren an.

Nur durch die Übertragung von Mensch zu Mensch können die Viren überleben, und ihr Fortbestand hängt ausschließlich von der Übertragung und Vermehrung im Menschen ab. Daher lauern sie jedem auf, der unwissentlich und unbewusst mit ihnen in Berührung kommt. Trotzdem werden nicht alle Menschen davon krank. Die Erfolgsrate der Viren hängt von einem geschwächten oder unmündigen, also noch jungen Immunsystem ab. Kinder sind öfter erkältet als Erwachsene.

Erkältungssymptome und die Erste Hilfe

Erkältungskrankheiten gehören zu den häufigsten Infektionskrankheiten des Menschen. Sie werden zu 97% durch Viren verursacht und zu etwa 3% durch Bakterien. Die humanen Rhinoviren machen 40% der anzutreffenden Erkältungsviren aus und verursachen die klassischen Erkältungssymptome. Daneben gibt es auch noch Entero- und Mastadenoviren sowie Vertreter aus den Corona- und Paramyxoviridae-Familien.[19]

Bei der Vielzahl der Viren, die an einem Erkältungsverlauf beteiligt sind, sprechen wir daher in diesem Ratgeber verstärkt von „**Viren**". Aber du sollst wissen, dass **antivirale** ätherische Öle auch gleichzeitig **antibakterielle** Eigenschaften besitzen. Es macht dem ätherischen Öl also nichts aus, welchen Krankheitskeim es abwehrt. Seien es Viren, Bakterien, Pilze oder andere Keime, ätherische Öle werden mit allen Krankheitserregern fertig, denn das ist ihre zugewiesene Lebensaufgabe: Sie unterstützen das Leben.

Antivirale und antibakterielle Öle sind unter anderem:
Basilikum, Eukalyptus, Gewürznelke, Majoran, Oregano, Pfefferminze, Rosmarin, Salbei, Teebaumöl, Thymian, Weihrauch, Zimtrinde, Zistrose, Zitrone, Zitronengras

Wie ätherische Öle das Immunsystem unterstützen

Ätherische Öle übernehmen eine wichtige „Mittlerfunktion" zur Erhaltung, zur Stärkung und zum Schutz von Zellen, Zellverbänden und Körpersystemen und im Falle von Krankheitserregern insbesondere zur Stärkung des Immunsystems.

- Ätherische Öle sind einerseits durch ihre mikrofeine Zellstruktur so beschaffen, dass sie jederzeit ungehindert und sofort in den Körper und in jede Zelle eindringen können. Sie können sogar die Blut-Hirnschranke passieren.

- Da ätherische Öle über Millennia trainiert sind, körpereigene Fremdstoffe zu erkennen und den Körper davor zu schützen, arbeiten sie im Ernstfall wie ein gut eingespieltes „Feuerwehrkommando" mit dem Körper zusammen, um Soforthilfe zu leisten.
- Sie alarmieren durch chemische Impulse – wie mit „Morsezeichen" – das Immunsystem, das Sofortmaßnahmen einleitet.
- Die wichtigen Botenstoffe, die zur Abwehr der Eindringlinge ausgeschüttet werden, werden von ätherischen Ölen unterstützt.
- Ätherische Öle stürzen sich auch selbst wehrhaft auf die Angreifer, zum Beispiel Erkältungsviren, zerstören deren Lebensfunktionen und setzen sie dadurch außer Gefecht.
- Sie leiten den Abtransport der „Gefallenen", der abgestorbenen Zellen ein und sorgen für die Ausleitung der Toxine über die Haut, über Leber und Nieren und über die Ausscheidungsorgane.
- Mithilfe ätherischer Öle kann sich der Körper schneller und gezielter helfen, als wenn diese antiviralen, antibakteriellen und antifungalen „Truppen" nicht vor Ort gewesen wären und zielsicher eingegriffen hätten.

Ätherische Öle sind wie ein „Feldherr", der seine zu befehligenden Truppen, die Zellen, leitet. Er gibt die Richtung vor, leitet die richtigen Maßnahmen ein und hilft selbst tatkräftig mit, wenn Not am Mann oder an der Frau ist.

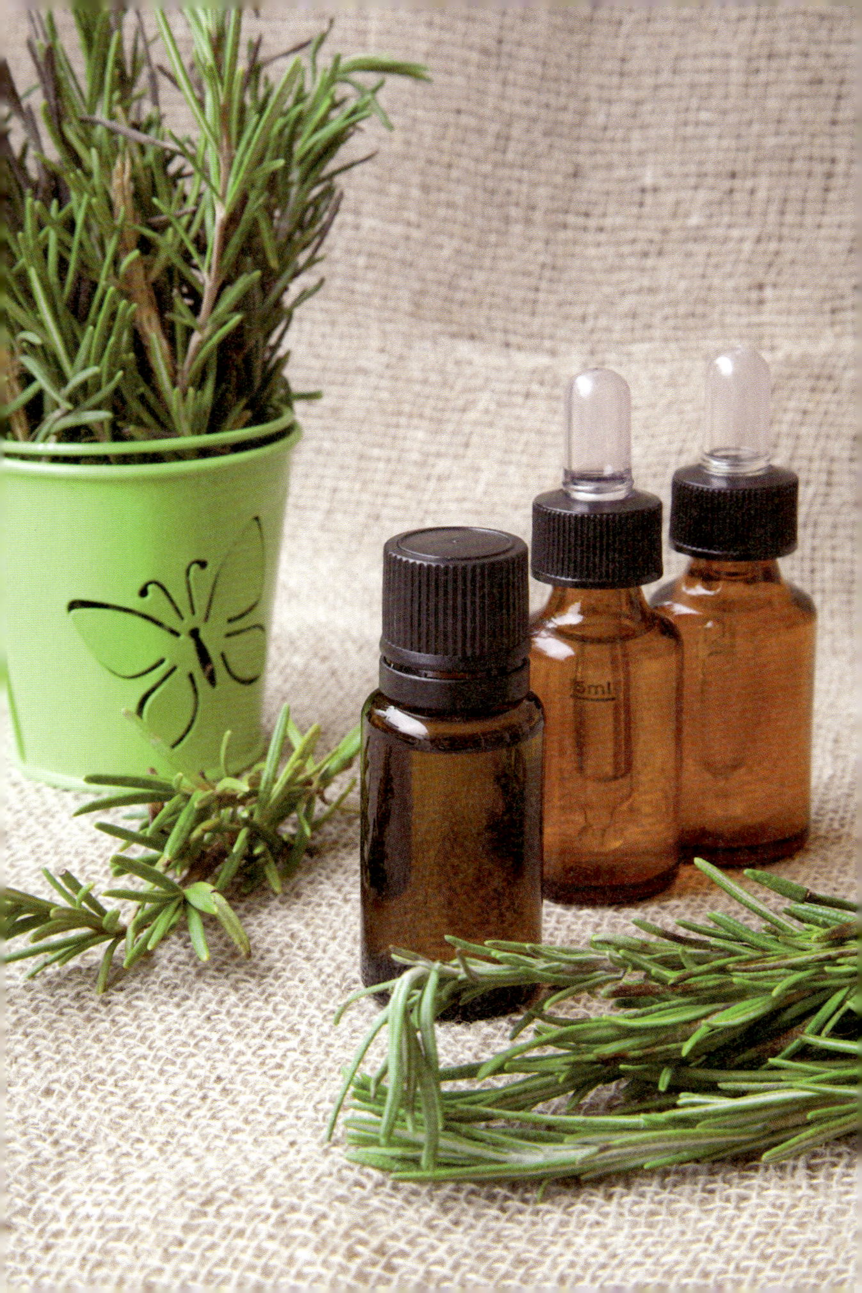
5ml

4 Strategien für eine starke Immunabwehr

Schädliche Belastungen senken	Abwehrkräfte stärken	Hilfreiche Waffen der Natur nutzen	Erkältungs-Symptome lindern
Schutz mit einer Antiviralen Ölmischung	Ernährung, Bewegung, Schlaf, Stimmungsaufhellende Öle	Immunstimulierende Öle	Das Atmungsöl
Eucalyptus globulus Gewürznelke Rosmarin Zimt Zitrone Oregano Lorbeer Thymian u.a.	Bergamotte Eukalyptus Grapefruit Limette Mandarine Orange Pfefferminze Ysop Zitrone u.a.	Basilikum Bergbohnenkraut Kreuzkümmel Oregano Ravensara Weihrauch Ysop Zistrose Zitronengras u.a.	Eukalyptus Fichte Kiefer Lavendel Majoran Myrte Ravensara Wintergrün Zypresse u.a.
Vorbeugung	Stärkung	Bekämpfung	Linderung

1. VORBEUGUNG:

- **Belastungen senken** und Ansteckungsgefahr durch die Anwendung ätherischer Öle minimieren, so lautet die Devise, da man einen Kontakt mit Pathogenen niemals vermeiden kann.
- **Händewaschen** mit einer natürlichen Seife mit ätherischen Ölen ist ideal, denn die Öle bleiben auch nach dem

Waschen auf der Haut und bieten einen langanhaltenden Schutz gegen Krankheitskeime.

- **Mundspülung** mit ätherischen Ölen ist ein Muss, denn die Schlacht beginnt im Mund! Die Wissenschaft zeigt immer wieder auf, dass nahezu jede Infektion im Mund beginnt. Ätherische Öle sind viel wirksamer als Triclosan oder Fluorzahnpasta. (Übrigens: ¼ Teelöffel Fluor kann für Erwachsene tödlich sein!)
- **Raumspray** oder **Aroma-Diffuser** sind zur Reinigung der Atemluft von Viren und Bakterien und anderen Keimen höchst effektiv.
- **Haushaltsreiniger** mit ätherischen Ölen zu verwenden, hilft dabei, die Oberflächen von Türschnallen, Computer Keyboards oder Telefon nachhaltig von Viren zu reinigen, ohne die Umwelt zu vergiften und Leben zu gefährden.

2. STÄRKUNG:

- Durch hochwertige **antioxidative Nahrungsmittel** wird die natürliche Abwehr gestärkt und mobilisiert. Nahrhafte Ernährung regt die Produktion der Phagozyten (Fresszellen) an, welche die Ausbreitung der Keime verhindern und die Intensität und Dauer der Beschwerden erheblich senken können.
- Ätherische Öle, die das Immunsystem unterstützen, werden zum Beispiel auf die **Fußsohlen** aufgetragen.
- Ysop oder eines der anderen antimikrobiellen und stimmungsaufhellenden Öle werden über die **Thymusdrüse** oder das Brustbein eingerieben und leicht eingeklopft, um die Immunität und Energie zu steigern.
- Man vernebelt stimmungsaufhellende Öle mittels eines

Aroma-Diffusers, um eine Erkrankung zu vermeiden, denn zum Beispiel das Zitronenöl stärkt sehr wirksam das Immunsystem.

3. BEKÄMPFUNG

- Wenn wir uns angesteckt haben, müssen wir uns mit den Waffen der Natur wappnen: Die ***Antimikrobielle Ölmischung*** plus **Oregano** und **Thymian** sind jetzt gefragt.
- Ätherische Öle als **Nahrungsergänzung** oder in der **Nahrung** aufzunehmen, hat den Vorteil, dass sie die weitere Ausbreitung der Erkrankung verhindern können, indem sie ein unfreundliches Umfeld für Pathogene schaffen.
- Das Carvacrol in Oregano, Thymol in Thymian und die Phenole der Zimtstange und Nelke machen diese ätherischen Öle zu einer **Biowaffe**.
- Beim ersten Anzeichen einer aufkeimenden Erkältung sollten diese ätherischen Öle **verstärkt** eingesetzt werden.
- **Anwendungen:** Den Aroma-Diffuser zur Reinigung der Atemluft einschalten, heißes Wasser mit ätherischen Ölen trinken, ein Dampfbad nehmen, warme Kompressen auflegen und einen Erkältungsbalsam einreiben.
- Man nimmt zu jeder Mahlzeit eine **Kapsel** zu sich oder trinkt einen Tropfen der zum Verzehr gekennzeichneten ätherischen Öle in Mandel- oder Reismilch.

4. LINDERUNG

Mit ätherischen Ölen können wir Symptome lindern und schnelle Ergebnisse erzielen.

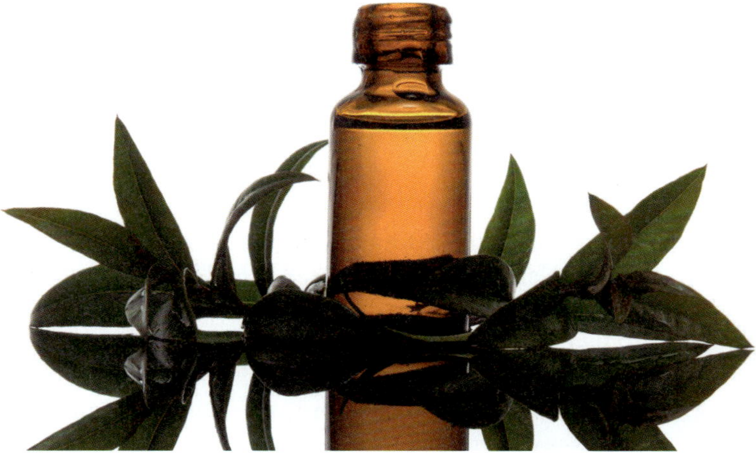

- Wichtig ist es, die **Atemwege** zu öffnen und die Reaktion des Körpers auf **Entzündung** zu unterstützen. (Aroma-Diffuser)
- Eine Mischung verschiedener **Eukalyptusarten** (*E. staigeriana, E. globulus, E. radiata, E. bicostata*), zusammen mit **Lorbeer, Copaiba, Myrte, Pfefferminze** oder anderen antiviralen Ölen in fraktioniertem Kokosöl, ist eine Unterstützung für die Atmung.
- Die **Wissenschaft** hat herausgefunden, dass Eukalyptol in den Eukalyptusölen genauso wirksam wie einige Medikamente ist und den Bedarf an Steroiden bei Asthma senken kann.
- **Eukalyptusöl** hat eine besonders starke entzündungshemmende **Wirkung** und kann das Immunsystem stärken.
- **Pfefferminze** besitzt die leistungsstarken Fähigkeiten des L-Menthols, das nachweislich die Aufnahme der Luft in den Körper steigert und für diejenigen, die unter Atemnot oder einer Überanstrengung leiden, besonders hilfreich ist.

Warum Hühnersuppe als Krankenkost beliebt ist

Zur gesunden Krankenkost gehört – für Nicht-Vegetarier – die gute alte Hühnerbrühe! Ein Hauch des ätherischen Öls von Thymian oder schwarzem Pfeffer verfeinert die Suppe und bringt das hilfreiche ätherische Öl mühelos in den Körper.

Die Forschung bestätigt, was unsere Großmütter intuitiv schon längst wussten: Das Eiweiß im Huhn enthält eine Aminosäure namens Cystein, die eine Struktur ähnlich dem Medikament Acetylcystein aufweist. Der Arzt verschreibt dieses Medikament als Heilmittel bei Atemwegsinfektionen.

Cystein in der Hühnersuppe wirkt entzündungshemmend und abschwellend auf die Schleimhäute und führt dem Körper zudem Flüssigkeit und Nährstoffe zu. Interessant ist, dass das Medikament anfänglich von Hühnerhaut und Federn gewonnen wurde. Heute werden solche Medikamente synthetisch hergestellt.

Die **Antimikrobielle Ölmischung**: Der Rundumschutz

Eine ***Antimikrobielle Ölmischung*** aus **Zimt, Nelke, Zitrone, Eukalyptus** und **Rosmarin** schützt umfassend gegen Bakterien, Viren und Pilze aller Art und unterstützt den Körper bei der Abwehr von Erkältungen, Nasennebenhöhlenentzündungen, Bronchitis und Halsschmerzen, um nur einige zu nennen. Diese Schutzmischung wurde einst zur Zeit der Pest von Dieben benutzt, um gegen die Ansteckungsgefahr des „Schwarzen Todes“ immun zu sein.

- Man vernebelt diese Ölmischung im **Aroma-Diffuser** als Vorbeugung und in der Krankheitsphase mehrmals am Tag für etwa 20 Minuten.
- Diese *Antimikrobielle Ölmischung* ist auch perfekt dazu geeignet, die **Fußsohlen** zur Unterstützung des Immunsystems gründlich und mehrmals am Tag einzureiben.
- Man verdünnt einen Tropfen dieser Ölmischung mit fünf Tropfen eines reinen Pflanzenöls und massiert damit die Stelle über der **Thymusdrüse**.
- Bei **Kopfschmerzen** nimmt man einen Tropfen der stark verdünnten Mischung (20:80 Verdünnung) auf die Zungenspitze und presst sie nach oben gegen den Gaumen. Das klärt den Kopf.

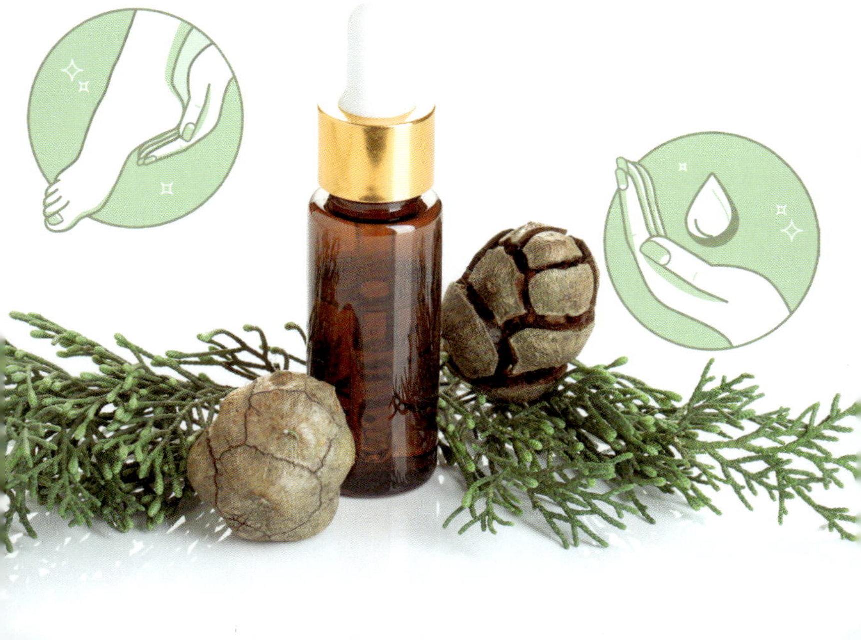

Das Atmungsöl: Zur Unterstützung der Atemwege

Wenn die Nase verstopft ist, bringen Eukalyptusöle rasche Erleichterung. Eine Mischung aus verschiedenen Eukalyptusölen wie ***Eucalyptus citriodora*, *Eucalyptus globulus*** oder ***Eucalyptus radiata*** sowie **Majoran, Zypresse, Lavendel** und anderen Ölen unterstützt die Atemwege ideal. Aber auch schon eines dieser Öle ist hilfreich, um die verstopften Nasenwege rasch zu öffnen. Es ist immer wieder ein Erlebnis, wenn man an den Ölen riecht und man oft unmittelbar danach endlich wieder frei durchatmen kann.

- Zur Unterstützung der **Atmung** kann man direkt aus dem Fläschchen riechen, sollte kein Aroma-Diffuser zur Verfügung stehen.
- Man kann ein 15 ml Ölfläschchen auch mit Meersalz füllen, je einen Tropfen der Öle beifügen, gut schütteln und als **Riechfläschchen** verwenden.
- In eine **Wasserschale** gibt man je einen Tropfen eines oder mehrerer der antiviralen ätherischen Öle und stellt sie auf den Heizkörper.
- Man tropft alternativ einen Tropfen der Mischung auf ein **Taschentuch,** riecht daran oder legt es zum Kopfkissen.

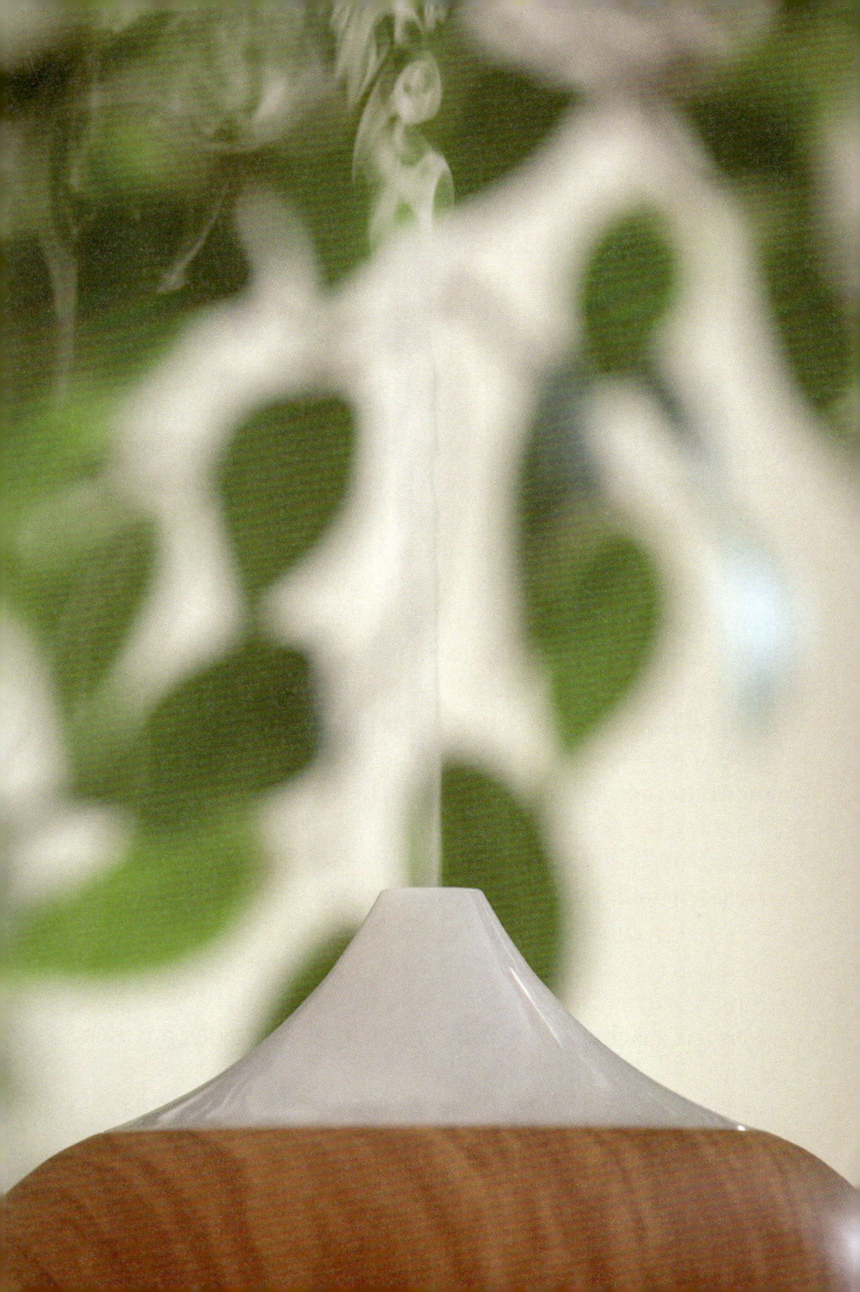

Antimikrobielle Öle zur Vorbeugung einer Erkältung

Die beste Behandlung für eine Erkältung oder Grippe ist Prävention.

Der Aroma-Diffuser

Verwende einen Aroma-Diffuser! Das ätherische Öl, das dieses elektrische Gerät in den Raum versprüht, verteilt sich in mikrofeinen Ölpartikeln in die Atemluft.

Ätherische Öle heften sich an Viren, Bakterien, Schimmelpilze, ja sogar an Schwermetalle in der Luft, machen sie unschädlich und entfernen sie aus der Atemluft.

Wird eine Zeit lang vernebelt, schweben die Ölpartikel nach dem Abschalten des Diffusers für mehrere Stunden immer noch im Raum. Daher wird geraten, in Erkältungszeiten zwei- bis viermal am Tag zu vernebeln.

Anwender berichten, dass sie während der Grippezeit weniger oder gar keine Erkältungen bekommen, auch wenn die Menschen um sie herum krank sind. Sollten sie doch eine Erkältung anziehen, sind Leute, die regelmäßig ätherische Öle verwenden, nachweislich um 70% schneller wieder auf den Beinen.

Der Vorteil eines Aroma-Diffusers ist nicht nur der wunderbar erfrischende oder betörende Duft (je nachdem welches ätherische Öl man wählt). Das Aroma verändert auch die Raumatmosphäre positiv und erfreut die Sinne. Der große Vorteil ist die reinigende Kraft der ätherischen Öle, und man kann zurecht sagen: Ein Aroma-Diffuser ist der **„kleinste und effektivste Luftreiniger der Natur"**.

Doch Achtung vor der Verwendung von synthetischen Ölen im Diffuser und der irreführenden Werbung, die aus frisch gewaschener Kleidung, Polstermöbeln, Teppichen und Toiletten ein Blütenmeer in dein Zuhause zaubern wollen. Sie suggerieren Wohlbefinden und Glück, doch diese synthetischen Öle schädigen den Körper und machen krank! Verwende ausschließlich hochwirksame ätherische Öle!

Um die volle Wirkung eines Diffusers zu erzielen, sollte man einen **Kaltluft-Diffuser** wählen. Das ist ein Gerät, welches das ätherische Öl nicht erwärmt! Das ist wichtig, denn bei Hitze, wie zum Beispiel bei einer herkömmlichen Duftschale mit einer Kerze darunter, verpuffen die heilsamen Wirkstoffe des ätherischen Öls und sind für therapeutische Zwecke nicht verfügbar.

So wird's gemacht:

- Man lässt den Aroma-Diffuser **mehrmals am Tag** für etwa eine halbe Stunde oder länger laufen.
- **Es gibt zwei Diffuser-Arten:** Einen Aroma-Diffuser, der ausschließlich mit ätherischen Ölen verwendet wird und daher besonders kräftig ist; und es gibt den herkömmlichen Diffuser, der mit Wasser und etwa 10 Tropfen eines ätherischen Öls arbeitet. Er schafft eine angenehme Raumatmosphäre. Beide Diffuser-Arten sind wertvoll!

- Der Diffuser ist ein **Luftreiniger, Luftbefeuchter, Ionisator** und **Duftvernebler** in einem.
- Eltern vernebeln morgens, bevor die **Kinder zur Schule** gehen, und wieder, wenn die Kinder von der Schule nach Hause kommen. Morgens stärken und schützen ätherische Öle die Kinder vor der Ansteckungsgefahr und beim Heimkommen eliminieren sie allfällige Krankheitskeime, die auf der Schulkleidung haften könnten. Das Vernebeln ist auch sehr hilfreich, wenn man von der Arbeit nach Hause kommt, besonders wenn man mit vielen verschnupften Leuten zu tun hatte.
- Die beliebtesten Öle zum Vernebeln in der kalten Jahreszeit sind unter anderem **Gewürznelke, Zimt, Zitrone, Eukalyptus, Rosmarin** und alle deine Lieblingsöle.

Nimm das Ölfläschchen zur Hand!

Hast du keinen Aroma-Diffuser daheim, greife einfach nach einem Ölfläschchen und rieche kräftig daran. Erinnere dich, der Virus nimmt denselben Weg durch die Nasenschleimhäute wie das ätherische Öl, das auf diesem Weg mit den Krankheitskeimen aufräumt.

Nimm dir Zeit für ein heißes Fußbad

Oft beginnt die Erkältung durch Unterkühlung. Man sitzt vielleicht am Schreibtisch – und die Füße sind kalt. Unterbrich deine Arbeit und bereite dir ein heißes Fußbad!

In einen Behälter mit Schraubverschluss mische **Wintergrün, Oregano, Zimt, Nelke** oder welches ätherische Öl du zur Hand hast, in Meersalz oder Kaiser Natron™ und schüttele kräftig. Füge den Badezusatz deinem Fußbad bei und genieße ein paar Minuten diese wohltuende Wärme.

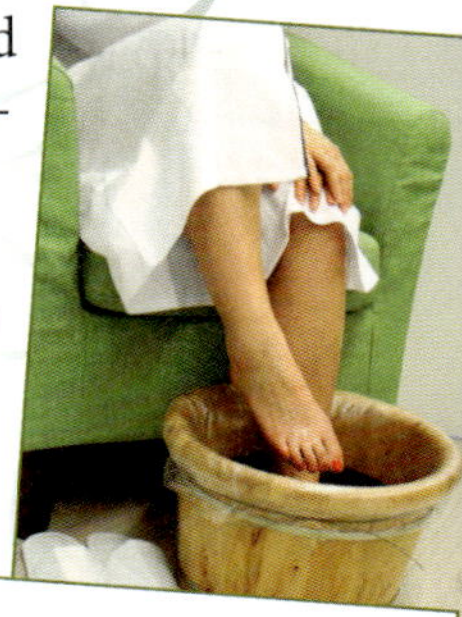

Willst du kneippen, verwende ein zweites Fußbad mit kaltem Wasser, dem du Pfefferminzöl beifügst – ein prickelndes, erfrischendes Vergnügen. Wechsele warm und kalt ab. Beginne immer mit dem warmen Fußbad.

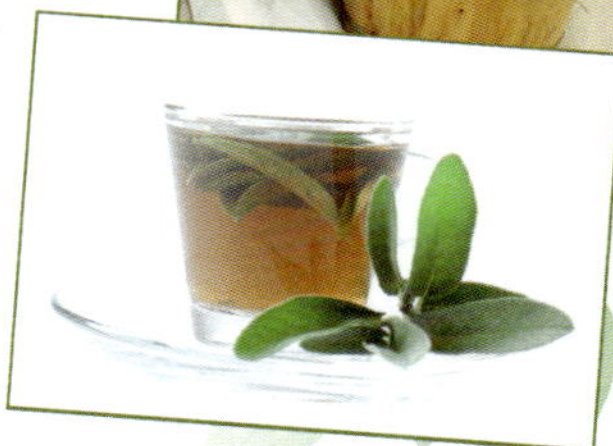

Versorge deine Zellen mit extra Zündstoff

Nach dem Fußbad reibe deine Füße mit Wintergrün-Öl ein.

Wintergün-Öl hält deine Füße besonders warm. Aber du kannst dazu natürlich jedes ätherische Öl verwenden. Unterstütze dein Immunsystem zwischendurch!

Stelle deine Füße auf eine Wärmflasche

Nun hast du warme Füße. Damit sie schön warm bleiben und die Öle noch besser arbeiten, stelle deine Füße auf eine Wärmflasche.

Genieße eine heiße Tasse Tee

Jetzt fehlt nur noch ein heißes Tässchen Tee! Stelle den Tee auf ein Stövchen, um ihn warm zu halten.

Salbeitee, Eukalyptustee oder dein Lieblingstee tun gut. Der Tee wird mit einem ätherischen Öl verfeinert, das über das

Trinken in den Körper gelangt und dich innerlich aufwärmt und zugleich schützt.

Mit all den vorbeugenden Maßnahmen wirst du merken, dass die ersten Grippeanzeichen wie von selbst verschwunden sind. Du hast mit dem heißen Fußbad, den „heißen" Ölen und dem dampfenden Tee dafür gesorgt, dass die Kerntemperatur des Körpers nicht unter 33 Grad absinkt, wo der Grippevirus angreifen kann.[20] Außerdem hast du deinen Diffuser laufen und riechst ab und zu ein antivirales Öl aus deinem Lieblings-Ölfläschchen. Du bist nun rundum geschützt.

Ein erprobtes Erkältungsrezept

Zur Vorbeugung der Ansteckungsgefahr mische folgende antimikrobiellen Öle zu einer ***Antimikrobiellen Ölmischung*** zusammen:

- 2 Tropfen *Eucalyptus radiata*
- 3 Tropfen Rosmarin (*Rosmarinus officinalis*)
- 3 Tropfen Zitronenöl (*Citrus limon*)
- 5 Tropfen Nelke (*Syzygium aromaticum*)
- 5 Tropfen Zimt (*Cinnamomum verum*)

Das kräftig würzige Aroma dieser beliebten Ölmischung enthält die natürlichen Inhaltsstoffe trans-Zimtaldehyd der Zimtrinde, d-Limonen der Zitrone sowie Eucalyptol von Eukalyptus und Rosmarin. Man atmet diese Ölmischung entweder aus dem Fläschchen ein oder vernebelt sie mittels eines Aroma-Diffusers im Raum.

Vorbeugen ist die beste Medizin!

Eine einzige Antimikrobielle Ölmischung – viele Anwendungen

Ist dein Immunsystem geschwächt?

Gib eine *Antimikrobielle Ölmischung*, bestehend etwa aus **Zimt, Nelke, Zitrone, Eukalyptus** und **Rosmarin** oder anderen antimikrobiellen Ölen, in den Diffuser und füge zusätzlich noch vier bis fünf Tropfen **Nelkenöl** dazu.

Infektion der Atemwege?

Gib die *Antimikrobielle Ölmischung* in den Diffuser und füge zusätzlich noch ein paar Tropfen ***Eucalyptus radiata*** dazu.

Eine Virusinfektion eingefangen?

Gib die *Antimikrobielle Ölmischung* in den Diffuser und füge zusätzlich noch ein paar Tropfen **Zimt** hinzu.

Soll die Durchblutung angeregt werden?

Gib die *Antimikrobielle Ölmischung* in den Diffuser und füge zusätzlich noch ein paar Tropfen **Zitrone** hinzu.

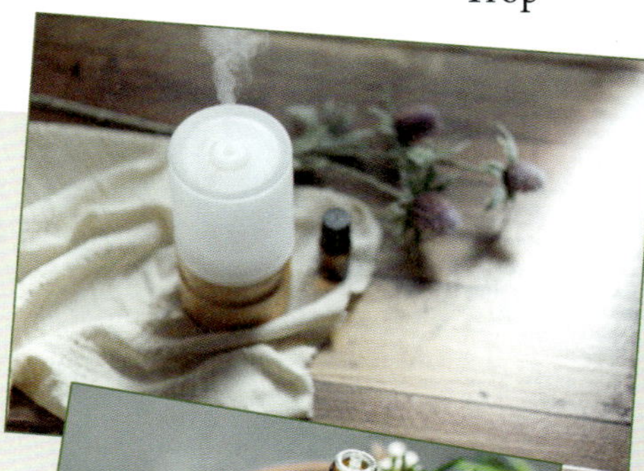

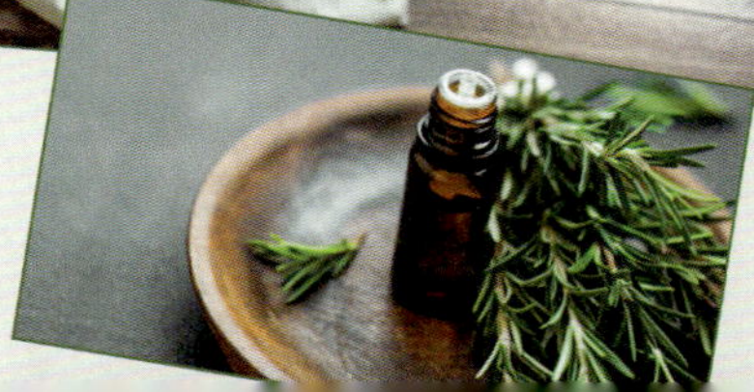

Es ist ganz einfach: Nimm eine **Antimikrobielle Ölmischung** und füge ein einziges Öl hinzu, um die Wirkung zu steigern, die du erreichen möchtest!

Antimikrobielle ätherische Öle im Portrait

Gewürznelke für das Immunsystem

Nelkenöl (*Syzygium aromaticum*) ist wegen des hohen Gehalts an Eugenol (75%-85%) ein starkes entzündungshemmendes Mittel. Als ein natürliches Narkotikum wurde es einst von Zahnärzten zur Schmerzausschaltung bei der Zahnbehandlung eingesetzt. Auch als desinfizierendes Mundwasser ist Nelke beliebt.

Eugenol und Eugenylacetat im Nelkenöl wirken stark antiseptisch, antibakteriell und antimikrobiell und haben eine besonders entzündungshemmende Wirkung. Zudem ist es ein beliebtes Öl zur Stärkung des Immunsystems, besonders in der Erkältungszeit.

Das Nelkenöl hat von allen Nahrungsmitteln den höchsten antioxidativen Wert von über einer Million auf der ORAC (*Oxygen Radical Absorbance Capacity*) Skala. Das bedeutet, dass das Gewürznelkenöl für die Entgiftung des Körpers höchst wertvoll ist.

Doch Nelkenöl ist nicht gleich Nelkenöl! Es besteht ein bedeutender Unterschied in der antimikrobiellen Wirkung des Öls, ob es aus Stamm, Blättern und Blüten hergestellt wird, wie es die meisten Hersteller verwenden, oder ob es ausschließlich aus den **Nelkenknospen** gewonnen wird. Die Herstellung des Öls aus Nelkenknospen ist wesentlich kostspieliger, erzeugt jedoch ein weitaus leistungsstärkeres Öl.

Das Nelkenöl

Wirkung auf den Körper: Antibakteriell, antiviral, antifungal, antiparasitär, antiseptisch

Wirkung auf die Emotionen: Erwärmt das Gemüt, stärkt die Nerven und transformiert Mutlosigkeit in Hoffnung und neuen Mut

Im 16. Jahrhundert fielen die europäischen Eroberer über die indonesische Insel Ternate her und rodeten die kostbaren Nelkenbäume, die Jahrtausende lang die Urmedizin der Inselbewohner gewesen waren. Viele Einheimische wurden krank und starben.

Die Wissenschaft bestätigt:
Bereits 0.05% Eucalyptol des Nelkenöls tötet Tuberkulosebazillen!

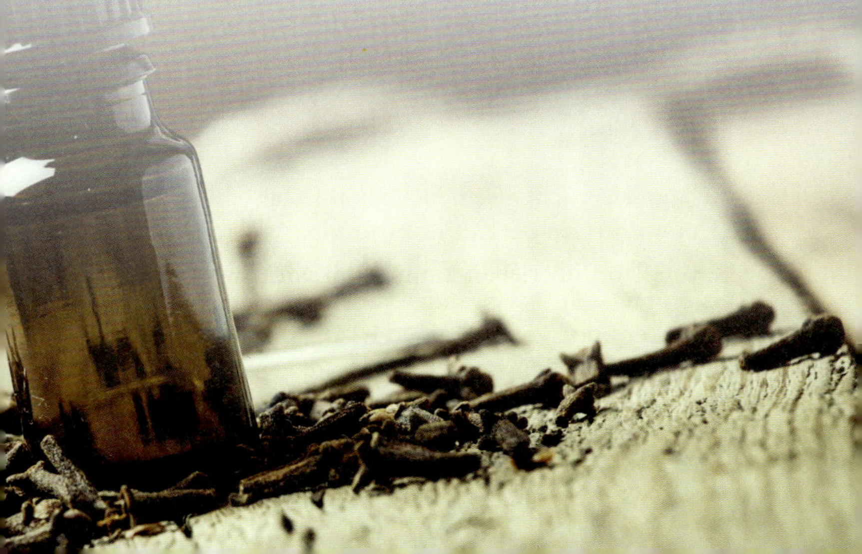

Zimt – stark gegen Mikroben

Die Zimtrinde (*Cinnamomum verum*) des eher kleinen immergrünen Ceylon Zimtbaums aus der Lorbeerfamilie hat eine hervorragende Qualität. Beheimatet in Sri Lanka, ist seine antimikrobielle Wirkung sprichwörtlich, was seinem hohen Anteil an trans-Cinnamaldehyd und Eugenol geschuldet ist.

Zimt gehört zu den stärksten natürlichen antibakteriellen Wirkstoffen, die uns bekannt sind. Es ist ein „heißes" Öl und sollte nur verdünnt und mit Vorsicht verwendet werden. Zimtöl ist blutreinigend und blutstillend, es hat krampflösende und entspannende Eigenschaften – und wärmt.

Das Zimtöl

Wirkung auf den Körper: Entzündungshemmend, antibakteriell, antiviral, antifungal, den Kreislauf unterstützend, magenfreundlich

Wirkung auf die Emotionen: Anregend, belebend, wärmend

Klinische Studien belegen, dass nichts Schädliches in der Gegenwart von Zimt überleben kann. Zimt wirkt wie Penicillin und Ampicillin.

Zitrone – das Antiseptikum

Zitronenöl (*Citrus limon*) ist als Antiseptikum sehr wirksam. Es ist ein starkes antibakterielles, antimykotisches und antivirales Mittel. In seinem Buch *The Practice of Aromatherapy* dokumentierte Dr. Valnet seine Forschungsarbeiten mit Zitronenöl und der raschen Neutralisierung von Krankheitskeimen wie dem Typhusbazillus, *Pneumococcus* und *Staphylococcus aureus*.

Zitronenöl ist reich an Flavonoiden. Durch seine starke antioxidative Kraft ist Zitronenöl für die Durchblutung wichtig, insbesondere für die Mikrozirkulation, wie etwa um die Augen; und weil Zitronenöl auch relativ reich an Cumarin ist, wirkt es sich positiv auf die Blutbahn aus.

Verschiedene wissenschaftliche Studien belegen den Wert von Zitrusölen wie Zitrone, Orange, Mandarine und Grapefruit. Viele der Zitrusöle haben zwar ähnliche Eigenschaften, aber da sie nicht identische Inhaltsstoffe aufweisen, variieren sie in ihren Wirkungen für verschiedene Anwendungen und haben einen enormen Wert.

Das Zitronenöl:
Wirkung auf den Körper: Keimtötend, Fieber senkend, weiße Blutkörperchen bildend, den Blutdruck senkend, die Durchblutung anregend, reinigend

Wirkung auf die Emotionen: Anregend, aufhellend, die Konzentration fördernd

Wissenschaft:
Dr. Jean Valnets Forschungen belegen, dass Zitronenöl mit Krankheitskeimen in Rekordzeit fertig werden kann[21]:

Meningokokken: 15 Minuten (Hirnhaut)
Typhusbazillen: 1 Stunde (Durchfall)
Staphylokokken: 2 Stunden (MRSA)
Pneumokokken: 3 Stunden (Lungen)

Man braucht die Schalen von **3.000** Bio Zitronen, um einen Liter Zitronenöl zu erzeugen. Das Zitronenöl wird von der Schale kalt gepresst und ist daher kein „ätherisches Öl", sondern ein **kaltgepresstes Öl**.

Rosmarin – stark antibakteriell und antiviral

Rosmarinus officinalis 1,8 Cineol ist ebenfalls ein starkes antibakterielles und antivirales Mittel zur Neutralisierung von Krankheitserregern. Der Chemotyp Cineol enthält Eucalyptol sowie alpha-Pinen und beta-Pinen, die beide harmonisch auf das Immunsystem und die Hypophyse einwirken.

In Verbindung mit Sesquiterpenen wirken sie insbesondere bei der Stimulierung der Sekretion des menschlichen Wachstumshormons. Das menschliche Wachstumshormon ist **das** Regulationsmittel, das die Immunität reguliert. Rosmarin verstärkt die Immunantwort.

Kampfer und Verbenon im Rosmarin wirken als starkes Antiseptikum harmonisch zusammen. Jedes für sich genommen hat schon eine starke Wirkung, aber Kampfer besitzt zusätzlich die Fähigkeit einzudringen. Er hat eine durchdringende Natur und treibt die chemischen Verbindungen noch tiefer in die Zellstruktur hinein. Daher bekämpft Rosmarin mit dem Wirkstoff 1,8 Cineol Atemprobleme oder Infektionen besonders wirkungsvoll.

Das Rosmarinöl
Wirkung auf den Körper: Die Leber stimulierend, antitumoral, antibakteriell, antiviral, entzündungshemmend, schleimlösend

Wirkung auf die Emotionen: Anregend, das Gedächtnis und die Konzentration stärkend

Eukalyptus – der effektive Schleimlöser

Eucalyptus radiata ist ein starkes ätherisches Öl im Umgang mit Infektionen der Atemwege, unter anderem mit Tuberkulose, Lungenentzündung, Emphysem und Keuchhusten. Es gibt unzählige Studien über die Wirksamkeit des chemischen Bestandteils Cineol im Eukalyptusöl, das in diesem ätherischen Öl zu 80-95% vorkommt. Es wirkt, wie Rosmarinöl, entzündungshemmend auf die Atemwege. Doch wie Wissenschaftler der *Klinik für Pneumologie* des Universitätsklinikums Bonn nachweisen konnten, ist das Einatmen von Eukalyptusöl auch bei Patienten mit chronisch obstruktiver Lungenerkrankung (COPD) für eine Langzeitbehandlung vielversprechend. Auch gegen Arzneimittel resistente Keime ist eine Inhalationstherapie mit *E. citriodora* zur Abtötung von Tuberkulose-Bakterien und zur Verringerung der Ansteckungsgefahr erfolgreich.

2012 veröffentlichten französische Forscher neueste Erkenntnisse im *Journal of Food Science* über den Zusammenhang antioxidativer ätherischer Öle wie Eukalyptus und seinen signifikanten blutdrucksenkenden Eigenschaften.[22]

Eukalyptusöl, im **Aroma-Diffuser** vernebelt, wirkt schleimlösend und leitet Gifte aus dem Körper aus. Es erleichtert das Atmen. Wird es nachts vernebelt, verhilft es zu einem besseren Schlaf. Ein **Gesichtsdampfbad** mit einigen Tropfen Eukalyptusöl im dampfenden Wasser öffnet die Atemwege. Eukalyptusöl im **Putzwasser** kann auch ein effektives Reinigungsmittel im Krankenzimmer sein, denn es ist höchst antimikrobiell und reinigt die Oberflächen und Gegenstände von Krankheitserregern.

Hat man keinen Aroma-Diffuser, nimmt man eine 250 ml Sprühflasche aus Glas, füllt Wasser und 5-10 Tropfen des erfrischenden Eukalyptusöls ein und sprüht in den Raum.

Eucalyptus radiata:
Wirkung auf den Körper: Stark antibakteriell, antiviral, entzündungshemmend, schleimlösend, fiebersenkend

Wirkung auf die Emotionen: Erfrischend, belebend, die Konzentration fördernd

Eucalyptus radiata ist ein mildes **Kinderöl**.
Es gibt 700 Eukalyptusarten. Eukalyptusbäume machen 75% der australischen Vegetation aus.
Die Bäume werden 250 Jahre alt und haben eine solche Kraft, dass sie sogar Feuersbrünste überleben können.

Warum gibt es Ölmischungen?

Der akkumulierende Effekt einer *Antimikrobiellen Ölmischung*

Jedes einzelne der beschriebenen antimikrobiellen Öle ist schon für sich ein kampferprobter Freiheitskämpfer gegen Erkältungsviren; doch durch die Verwendung dieser verschiedenen Öle in einer Ölmischung ergibt sich ein akkumulierender Effekt. Man profitiert von der Gesamtwirkung dieser zahllosen pflanzlichen Bestandteile aus **Zimt, Nelke, Zitrone, Eukalyptus** und **Rosmarin**, die zusammen eine noch viel größere Wirkung ergeben als die einzelnen Öle für sich genommen. Die Interaktion zwischen den flüchtigen Bestandteilen der Zitrone und der starken antimikrobiellen Wirkung des Eukalyptus, der durchschlagenden Kraft von Nelke und Zimt und der reinigenden Stärke von Rosmarin ergibt ein Erkältungsmittel höchster Güte und Reinheit.

Was die Wissenschaft zur Antimikrobiellen Ölmischung sagt

Wissenschaftler an der *Weber State University* in Ogden, Utah, USA, konnten nachweisen, dass nach **nur zehn Minuten** des Vernebelns der *Antimikrobiellen Ölmischung* aus **Zimt, Nelke, Zitrone, Eukalyptus** und **Rosmarin** der in der Luft befindliche *Micrococcus luteus* Bioaerosol sich um 82% verringerte, das *Pseudomona aeruginosa* Bioaerosol um 96% und das *Staphylococcus aureus* Bakterium um 44% gesenkt werden konnten. Nach längerem Vernebeln waren alle gefährlichen Krankheitskeime zu 100% unschädlich gemacht.

Weitere hilfreiche Öle zur Steigerung der Abwehrkräfte

Neben Zimt und Nelke und anderen antimikrobiellen Ölen, die wir bereits besprochen haben, gibt es noch weitere hochwirksame ätherische Öle, die gerne bei Erkältungen genommen werden.

Teebaumöl: Hilft bei Bronchitis und mehr

Teebaumöl (*Melaleuca alternifolia*) gilt als höchst antimikrobielles und antiseptisches ätherisches Öl, das aus den Blättern und Zweigen des in Australien heimischen immergrünen Melaleuca-Baumes destilliert wird. Es wird unter anderem bei Pilzinfektionen, Bronchitis, Atemwegsinfektionen sowie für Hautinfektionen eingesetzt.

Römische Kamille: Entzündungshemmend und beruhigend

Römische Kamille (*Chamaemelum nobile*) wird seit Jahrhunderten zur Beruhigung der Haut verwendet. Duftende Kamillenwiesen verströmen einen lieblich weichen Duft, der die Nerven beruhigt und Spannungen löst. Kamille ist unter anderem entzündungshemmend und unterstützt die Regeneration der Haut.

Zitronengras: Ein Multitalent

Zitronengras (*Cymbopogon flexuosus*) hilft bei Entzündungen und reinigt die Luft. Es unterstützt Allergiker durch seine antimykotische, antibakterielle und entzündungshemmende Wirkung. Traditionell wird es zur Reinigung der Atemluft und für die Verdauung genutzt. Es unterstützt die Regeneration des Hautgewebes und lindert Juckreiz. Dieser frische Duft fördert auch unsere Bewusstseinserweiterung und innere Reinigung.

Pfefferminze: Der starke Held für den Kopf

Wenn der Kopf schmerzt oder Fieberschübe den Körper schütteln, ist Pfefferminzöl temperatursenkend und schenkt kühle Linderung. Ob man einen Tropfen Pfefferminzöl zur Abkühlung auf Stirn und Nacken reibt oder einige Tropfen in eine mit Wasser gefüllte Sprühflasche mischt und sich damit abkühlt, Pfefferminze ist immer erfrischend und kühlend. Es mobilisiert auch müde Gelenke und sollte in keiner Hausapotheke fehlen!

Weihrauchöl: Das Allheilmittel von Kopf bis Fuß

Schon im Altertum wurde das universelle Weihrauchöl 'vom Schädelbruch bis zur gebrochenen Zehe' für alles verwendet. Dieser knorrige, auf kargem Boden wachsende Weihrauchbaum hat wunderbare Urkräfte, die geistige Entspannung und spirituelle Anhebung schenken, das Immunsystem unterstützen, Zellerneuerung und Geweberegeneration anregen, die Haut pflegen, entzündungshemmend und schmerzlindernd wirken und zudem antibakterielle Eigenschaften besitzen.

Weihrauchöl glättet mit seinem weichen, balsamartigen Duft die Sorgenfalten auf der Stirn, beruhigt bei Stress, Nervosität und Ängstlichkeit und unterstützt den Schlaf und die Träume. Man atmet Weihrauch ein, wenn man seinen Geist in den Himmel erheben und zugleich seine Füße fest auf der Erde verankern will. Weihrauchöl unterstützt uns und unsere Lieben bei jeder auch noch so ausweglosen gesundheitlichen oder seelischen Situation.

Copaiba: Das milde Öl gegen Entzündungen

Copaibaöl ist ein erstaunliches und liebliches ätherisches Öl, das aus dem flüssigen Harz des Copaiba-Baumes destilliert wird, der tief im Herzen des tropischen Regenwaldes beheimatet ist. Von der Zivilisation unberührt, entfaltet das Copaibaöl die Lebenskraft der Urwälder, die mit feuriger Kraft Entzündungen entgegen treten. Interessanterweise ist dieses starke entzündungshemmende Öl mit seinem exotischen Duft mild, samtweich und daher wohltuend anzuwenden. Copaiba ist nachweislich antiseptisch, schleimlösend und schützt wie ein Magenschutzmittel vor Magengeschwüren.

Copaibaöl beinhaltet 55% β-Caryophyllen, die höchste Konzentration von entzündungshemmenden und schmerzlindernden Substanzen in ätherischen Ölen![23] Damit ist das Copaibaöl eines der stärksten anti-entzündlichen Öle, die wir kennen.

Neroli: Das Öl der Entspannung

Es ist erwiesen, dass Stress das Immunsystem sabotiert. Daher sollten wir alles tun, um Ruhe und Frieden in unseren Alltag hereinzubringen. Ätherische Öle können hier einen besonders guten Dienst erweisen, denn sie gehen geradewegs in das limbische System, den Sitz unserer Emotionen, und beginnen dort aufzuräumen. Liebliche Blumendüfte, wie Rose, Jasmin oder Orangenblüten (Neroli), machen das Herz weich und öffnen es der Liebe; Zitrusdüfte erhellen das Gemüt, als ginge die Sonne hinter einer Regenwolke auf; beruhigende Baumöle wie Balsamtanne, Weihrauch, Myrrhe oder Copaiba legen Schutz und Kraft wie einen Schutzmantel um unsere Schultern.

Neroli ist ein besonderes Öl, das aus den Orangenblüten gewonnen wird und daher sehr kostbar ist. Es wirkt beruhigend, entspannend, verbessert die Zirkulation und ist ein Pheromon, ein Duftstoff, der Männer anlockt. Daher enthalten 12% aller Parfüme Neroli-Öl.

Wintergrün: Das Öl gegen Schmerzen

Das süß nach Minze duftende Öl von Wintergrün enthält den aktiven Wirkstoff Methylsalicylat (Salicylsäuremethylester), der bei rheumatischen Beschwerden sehr wohltuend wirkt, Linderung von Verspannungen in Nacken- und Schulterbereich bringt und nach sportlicher Betätigung die strapazierten Muskeln wieder beruhigt.

Sollte man kalte Füße haben, trägt man Wintergrün auf die Fußsohlen auf, denn es regt die Durchblutung an und heizt den Füßen richtig ein. Wenn man Zugluft bekommen hat, reibt man Wintergün-Öl auf die betroffene Stelle ein, um einem steifen Genick vorzubeugen. Wintergrün zeigt antimikrobielle und antioxidative Wirkung und ist ein Freier-Radikalenfänger.

Wintergrün zusammen mit **Immortelle, Nelke und Pfefferminze** ist eine Ölmischung, die ich „**Mein Schmerzöl**" nenne. Es wird auch „das natürliche Anästhetikum" genannt, weil es eine Schmerzempfindung wie eine Spritze beim Zahnarzt betäubt, den Schmerz lindert und eine raschere Regeneration herbeiführt.

Man reibt die Öle einzeln ein oder gibt eine Mischung dieser Öle auf die Fußsohlen sowie direkt auf die schmerzende Stelle.

Eine warme Kompresse entlang der Wirbelsäule ist obendrein sehr wohltuend.

Warum synthetische Öle nicht den gewünschten Erfolg erbringen

Ätherische Öle sind seit Menschengedenken auf dieser Welt, denn sie wurden bereits in Pflanzen gebildet, die älter als die Menschheit sind. Als der Mensch im Goldenen Zeitalter die blühende Erde betrat, fand er sich in einem Paradies von üppigem Grün, von duftenden Pflanzen und reifen Früchten wieder. So weit das Auge reichte, erblickte er eine weite Ebene, die sonnendurchflutet war. Glück und Frieden bedeckten das Land.

Man wusste intuitiv, dass die blühenden Pflanzen in ihrer Pracht und Schönheit ein Geheimnis in sich trugen, denn sie ernährten den Menschen und machten ihn froh und glücklich. Doch dass die Pflanzenwelt auch die Gabe besaß, Krankheit und Schmerz zu lindern und einem kranken Körper Substanzen zuzuführen, die die Heilungskräfte mobilisierten, davon wusste der Ureinwohner von damals noch nichts, denn zu jener Zeit gab es kein Leid und keinen Schmerz auf dieser Erde.

So besitzen ätherische Öle, diese lebendige Essenz der Pflanzen, ein Zellgedächtnis, das bis in die Urzeit zurückreicht und in Jahrmillionen viel gesehen und erlebt und alles sorgsam in seiner Zellerinnerung aufgezeichnet hat. Es ist daher nicht verwunderlich, dass diese für uns lebensnotwendigen, „essenziellen" Öle eine Weisheit in sich tragen, die selbst der klügste

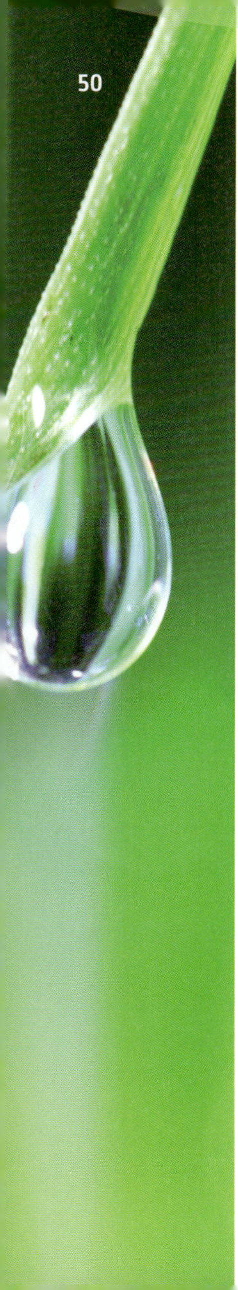

Wissenschaftler in jahrzehntelangen Laborforschungen nie vollends ergründen kann. In der Tat würde es ein Heer von Wissenschaftlern benötigen, das über einen Zeitraum von hundert Jahren Tag und Nacht die Pflanzenwelt erforschen würde und dennoch nur einen Bruchteil der biologischen Bestandteile der Pflanzenwelt erfassen könnte.

Pflanzen bilden ätherische Öle, die hunderte, oft tausende, von chemischen Bestandteilen in fein aufeinander abgestimmter Form beinhalten und ihnen dadurch Duft und Wirkung verleihen. Da wir Menschen ein Teil der Natur sind, erkennen wir ätherische Öle als uns verwandt an. Wir riechen sie gerne, wir essen sie in Gemüse, Kräutern und Obst und wir nehmen sie bereitwillig in unseren Körper auf, um von ihnen genährt, gehegt und gepflegt zu werden und von ihren hilfreichen Wirkungen zu profitieren.

Ganz anders verhält es sich mit synthetischen Ölen:

Ätherische Öle, die in einem Labor synthetisch geklont, verändert und geschönt werden, sind für den Organismus Fremdkörper, die umgehend zu entsorgen sind. **Der Körper stößt synthetische Stoffe ab und schützt**

sich davor wie vor einem Einbrecher. Er verschiebt sie in körpereigene Müllhalden (Depots), weil täglich mehr davon hereinbrechen, denn ein von Menschenhand gemachter Stoff (wie synthetische Vitamine, Hormone oder Medikamente aller Art) ist mit gravierenden Nebenwirkungen behaftet (siehe Medikamentenbeipackzettel).

Wie wird ein „ätherisches Öl" im Labor hergestellt?

Der Wissenschaftler zieht einen einzigen von oft hunderten oder tausenden von chemischen Bestandteilen, die in einer Pflanze synergistisch zusammenspielen, heraus und erforscht dessen chemische Zusammensetzung. Dann macht er sich an die Arbeit, diesen chemisch wirksamen Stoff synthetisch nachzubauen – und bald ist das „ätherische Öl", Vitaminpräparat oder Arzneimittel fertig zum Verkauf! Es ist gefährlich, denn der Körper erkennt diesen Fremdstoff nicht, der in der Natur als Einzelkomponente so nicht vorkommt.

In der Natur spielen die chemischen Bestandteile einer Pflanze zusammen wie Instrumente in einem Orchester, das eine Symphonie erklingen lässt. Sie sind gegenseitig aufeinander angewiesen. Ein einziges Instrument im Orchester wäre kein Orchester. Es wäre unfähig, eine Symphonie aufzuführen. Das Fehlen der wichtigen Spieler – der ersten und zweiten Geige, der Bratsche, der Hörner oder Trompeten – lässt sich in den Nebenwirkungen synthetischer Produkte immer wieder erkennen.

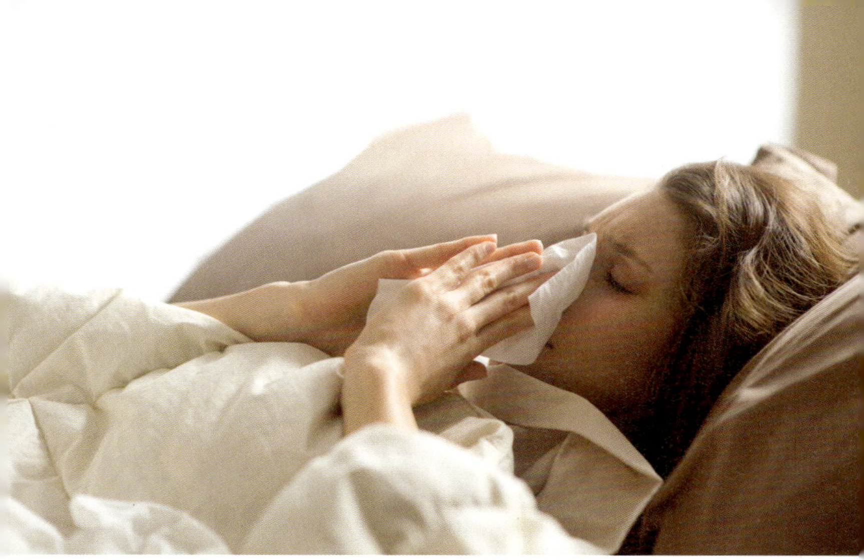

Antimikrobielle Öle zur Behandlung einer Erkältung

Hat uns die Erkältung doch einmal erwischt, dann tun wir all das, was wir als Vorbeugungsmaßnahmen bereits besprochen haben:

- Den **Aroma-Diffuser** mehrmals am Tag etwa 20 Minuten laufen lassen oder länger – wie es dir gefällt.
- Deine **antiviralen Öle** von Zeit zu Zeit riechen (Zimt, Nelke, Zitrone, Rosmarin und Eukalyptus, oder Salbei, Oregano, Majoran, Thymian und andere). Ist die Erkältung in vollem Gang, folge den Anwendungsmöglichkeiten im Rezept-Teil, die im Anschluss vorgestellt werden.
- Nimm ein heißes **Bad** oder **Fußbad**, um dein Immunsystem zu unterstützen.

- Führe deinen Zellen über die **Fußmassage** mit ätherischen Ölen lebenswichtige Immunstimulanzien zu. Der Vorteil der Fußmassage ist, dass deine Hände auch zwischendurch keimfrei gemacht werden und deine Hausschuhe himmlisch duften.
- Du trinkst viel **heißes Wasser** und Tee mit ätherischen Ölen. Dein Immunsystem braucht das Wasser, um Schadstoffe effektiv zu entsorgen!
- Du hältst dich von **Zucker** und Kohlehydraten fern, bis du wieder fit bist. Das hilft deinem Immunsystem, ungestört zu arbeiten.
- Du solltest zusätzlich **Vitamine**, besonders Vitamin C in Form von frischem Orangensaft, Vitamin D3 und K, zusammen mit dem B-Komplex und wichtigen Mineralien zu dir nehmen.
- Du schlürfst **heiße Hühnerbrühe** – das ist Balsam für das Immunsystem.
- Du hältst **strikte Bettruhe**. Zu glauben, dass man jetzt arbeiten muss, schädigt das Immunsystem und den Körper und kann schwerwiegende Folgeschäden verursachen. Das Immunsystem verordnet dir Bettruhe, damit es ungestört die Krankheitskeime entsorgen kann. Wer sonst hilft dem Immunsystem, wenn nicht du?

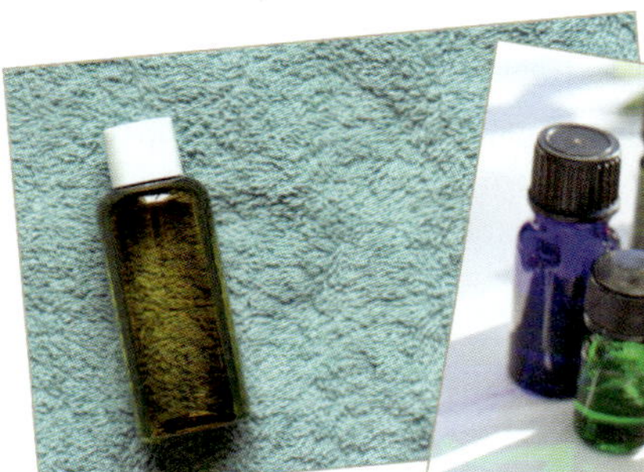

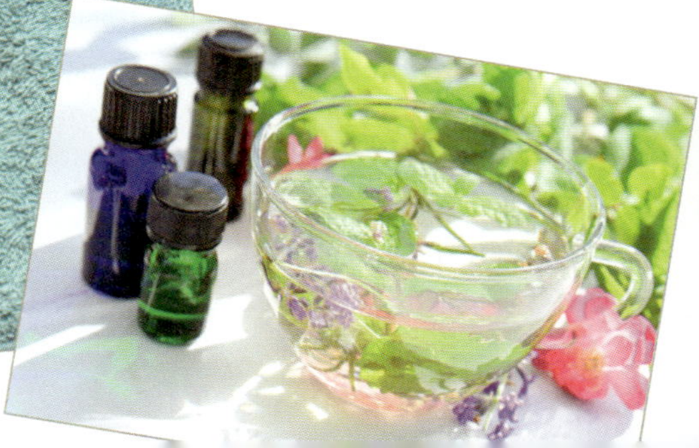

Äußerliche Anwendung der ätherischen Öle

Einreibung:

Man verdünnt die Öle 50:50 mit reinem Pflanzenöl und trägt sie auf Stirn, Nebenhöhlen sowie auf Thymus, Brust- und den oberen Rückenbereich auf.

Fußmassage:

Man massiert die Öle oder Ölmischung, verdünnt oder unverdünnt, in die Akupunkturpunkte der Füße für Bronchien, Hals und Nasennebenhöhlen ein.

Vollmassage:

Sehr hilfreich kann auch eine Vollmassage sein. Je mehr ätherisches Öl dem Körper in der akuten Phase der Erkältungsperiode zugeführt wird, desto hilfreicher ist das für das Immunsystem. Zur Massage wird die Ölmischung verdünnt mit reinem Pflanzenöl verwendet.

Badesalz:

Man rührt 3-6 Tropfen des unverdünnten ätherischen Öls oder einer Ölmischung in einer halben Tasse Salz oder Speisesoda (Kaiser Natron™) an, gibt die Mischung in das sehr warme Badewasser und genießt die heilsamen Badedämpfe für 20 bis 30 Minuten oder solange es als angenehm empfunden wird.

Der Brustwickel:

Für einen Brustwickel ist Folgendes zu beachten: **KEIN Pfefferminzöl** im Brust- und Halsbereich **kleiner Kinder** anwenden! Pfefferminzöl hat einen konzentriert scharfen Geruch, der dem kleinen Kind den Atem nehmen kann!

Für den Brustwickel wird ein Tuch mit warmem Pflanzenöl, z.B. Kokosöl, das mit einem Tropfen eines der ätherischen Öle vermischt wurde, benetzt. Ätherische Öle sollten in reichlich Trägeröl gründlich eingerührt werden, damit die Haut nicht gereizt wird. Der Wickel kann auf Brust- und oberen Rückenbereich sowie die Nierengegend aufgelegt werden. (Mehr Wickel-Methoden findest du im Rezeptteil.)

Inhalation

Der Aroma-Diffuser:

Man atmet die unverdünnte Ölmischung direkt aus dem Fläschchen ein oder schaltet einen Aroma-Diffuser ein, dem man 5-10 Tropfen der Ölmischung beifügt, je nach Größe des Diffusers, Empfindlichkeit und Verträglichkeit. (Für Kinder genügen 3-5 Tropfen der Ölmischung im Diffuser.)

Der Diffuser kann etwa viermal am Tag je zwanzig Minuten lang laufen. Nach dem Abschalten des Ultraschall-Diffusers wirken die mikrofeinen Ölpartikel für lange Zeit in der Luft nach. Die wichtigste Aufgabe der ätherischen Öle ist das sofortige Unschädlichmachen der Krankheitserreger in der Atemluft, damit es zu keiner Tröpfcheninfektion kommt.

Beliebte Öle im Krankenzimmer sind unter anderem auch **Balsamtanne, Lavendel, Vetiver, Wacholder, Weihrauch** und viele andere unserer Lieblingsöle.

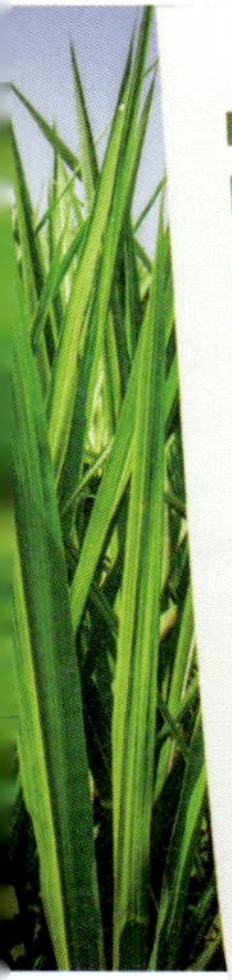

Balsamtanne unterstützt mit seinen entzündungshemmenden Eigenschaften die Regeneration der Atemwege. Sie erhellt das Gemüt und schenkt mit ihrem Tannenduft tiefe Ruhe und Geborgenheit.
Lavendel beruhigt körperliche Entzündungsreaktionen und emotionale Schwächezustände.
Vetiver ist entzündungshemmend und wirkt auf den Körper zutiefst beruhigend.
Auch **Wacholder** regeneriert die Nerven und wirkt zudem antiseptisch.
Weihrauch ist ein besonders mildes Nerventonikum und Antiseptikum.

Luftbefeuchter selbst gemacht:

Ist die Raumluft durch die Zentralheizung trocken, kann man sich schnell und einfach einen Luftbefeuchter und eine Raumerfrischung mit einem nassen, mit ätherischen Ölen duftenden Tuch zaubern, das man im Zimmer aufhängt. Dazu gibt man Wasser und 3-9 Tropfen ätherisches Öl (je nach Größe des Tuches) in eine Schüssel, tränkt das Tuch darin und windet es vor Gebrauch gut aus.

Die Frische der Raumluft erleichtert dem Patienten das Atmen und sorgt gleichzeitig für eine gute Raumatmosphäre. Man kann auch eine Schale mit Wasser und einem Tropfen Öl darin auf den Heizkörper stellen, um ein gesundes Raumklima zu schaffen.

„Zur Grippezeit stelle ich im Klassenzimmer eine Schale Wasser mit Thymianöl auf den Heizkörper", erzählte Edith, eine Lehrerin. „In meiner Klasse waren zur Grippezeit maximal zwei oder drei Kinder krank, während in anderen Klassen die Hälfte der Kinder fehlten."

Ätherische Öle im Luftbefeuchter:

Einige ätherische Öle wie Pfefferminze, Zitrone oder Weihrauch sind ideale Zugaben zu einem Luftbefeuchter. Das ätherische Öl wird in Salz mit ein wenig Wasser verrührt. **Achtung:** Ätherische Öle sollten nicht direkt auf Plastik getropft werden, denn sie greifen synthetische Stoffe an.

Das Gesichtsdampfbad:

Auch ein Gesichtsdampfbad kann eine verstopfte Nase lösen. Man gibt in eine große Schüssel heißes Wasser und 1-3 Esslöffel eines „Badesalzes" (siehe Rezeptteil) dazu – mehr oder weniger, je nach Alter und Verträglichkeit. Dann beugt man den Kopf über den Wasserdampf (Augen schließen) und hält ein Handtuch wie ein Zelt über den Kopf, damit der Wasserdampf nicht ungenützt entweicht. Man atmet wiederholt tief ein. Der duftende Dampf öffnet die Poren und leitet mit dem Schweiß Gifte aus dem Körper aus. Die Atemwege werden geöffnet, und der hartnäckige Schleim kann sich lösen.

Dampfbad oder Sauna:

Ätherische Öle können auch im Dampfbad oder in der Sauna als Aufguss verwendet werden, um die erwärmenden, durchblutungsfördernden, schleimlösenden, desinfizierenden und atmungsaktiven ätherischen Öle zu nutzen.

Innerliche Anwendung

Warme Getränke:

Man gibt einen Tropfen der Ölmischung in ein wenig Honig zum Emulgieren und fügt es einer Tasse warmen Wassers oder Tees zu. Statt Honig dient als Emulgator auch ein wenig Milch oder Sahne.

„Hustenbonbons"

Kinder und Erwachsene werden sich über ein „Hustenbonbon" freuen, das man aus Honig und einem Tropfen eines ätherischen Öls, gut verrührt, herstellt. Davon nimmt man öfter während des Tages ein wenig (einen Teelöffel) zu sich. Man kann die Honig-Ölmischung langsam im Mund zergehen lassen oder auch in Tee und Limonaden aus frisch gepressten Zitronen einrühren. Hierbei werden ausschließlich ätherische Öle verwendet, die als Nahrungsergänzung gekennzeichnet sind. Ein „zuckerfreies" Hustenbonbon findet sich im Rezeptteil.

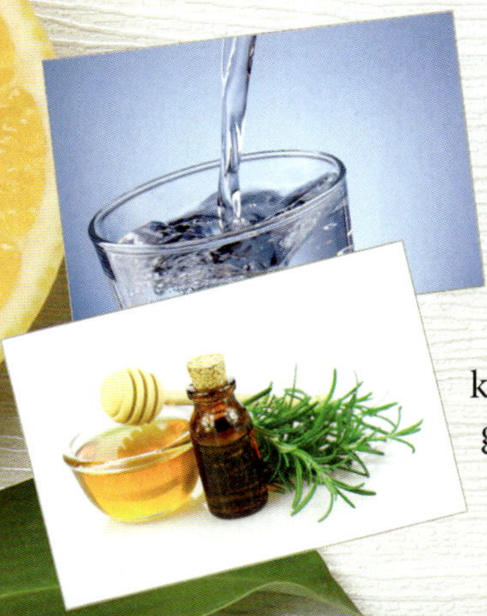

Gurgeln:

In ein Glas Wasser gibt man 2-3 Tropfen eines antiviralen Öls oder einer Ölmischung in Nahrungsmittelqualität – mehr oder weniger nach Belieben – und gurgelt mehrmals am Tag. Dieses „alkoholfreie Mundwasser" kann auch geschluckt werden.

Wie ätherische Öle dein Erbgut verändern

Die neuesten wissenschaftlichen Entdeckungen im Bereich der Genomforschung werfen ein Licht auf **Terpenverbindungen – der Hauptbestandteil eines ätherischen Öls** – und wie sie unser Erbgut programmieren und steuern können.

Terpene im ätherischen Öl steuern das Genom

Die Koordinierung der Steuerung übernehmen **Terpenstrukturen**, die in jeder Zelle vorkommen und darüber entscheiden, ob die Zelle wächst oder dem Zelltod zugeführt wird. Wie wir wissen, sind Terpene der Hauptbestandteil der in Pflanzen produzierten ätherischen Öle, und daher ist es nicht verwunderlich, dass ätherische Öle im Körper so hervorragend wirken.

Es ist also für das Immunsystem von größtem Vorteil, dem Körper Terpene zuzuführen. Das Genom programmieren, indem man dem Körper ätherische Öle zuführt, nennt man **Methylierung**.

Das Methylieren mit ätherischen Ölen Schritt für Schritt

Helmuth Matzner, einer der führenden österreichischen Forscher auf dem Gebiet ätherischer Öle und der Genomforschung, zeigt, wie man durch das Auftragen ätherischer Öle die Grundbausteine der Erbsubstanz (Genom) einer Zelle verändert.

Hast Du gewusst?

„Der Mensch trägt durchschnittlich 100 bis 400 abnorme Gene in sich."[24]

So führt man dem Körper Terpene zu

Man reibt, nach Bedarf, ein- bis dreimal pro Tag je 10 Tropfen eines ätherischen Öls auf die Fußsohlen, zum Beispiel das monoterpenreiche Orangenöl, ein ätherisches Öl, das von höchster Qualität sein muss.[25]

Ätherische Öle für die Methylierung

Alle Zitrusöle: Bergamotte Grapefruit Limette Mandarine Orange Zitrone	Basilikum *Eucalyptus globulus* *Eucalyptus radiata* Fenchel Lavendel Majoran Pfefferminze Salbei Thymian Wintergrün Zitronella Zitronengras	Elemi Kiefer Myrrhe Nelke Zedernholz Zypresse

Nach dem Auftragen zieht man Socken an, damit das ätherische Öl durch „einfache Diffusion" in den Körper gelangt. „Einfache Diffusion" heißt: Das ätherische Öl geht durch die Zellmembran und auch durch die Kernmembran hindurch und dringt bis zum Genom vor, um dort bei der optimalen Steuerung des Genoms mitzuwirken.

Die Liebe und der Schutz des Göttlichen Geistes umgibt uns zu allen Zeiten, muss aber mit einem liebenden Herzen angenommen werden.

Harold Klemp – Die Sprache der Seele

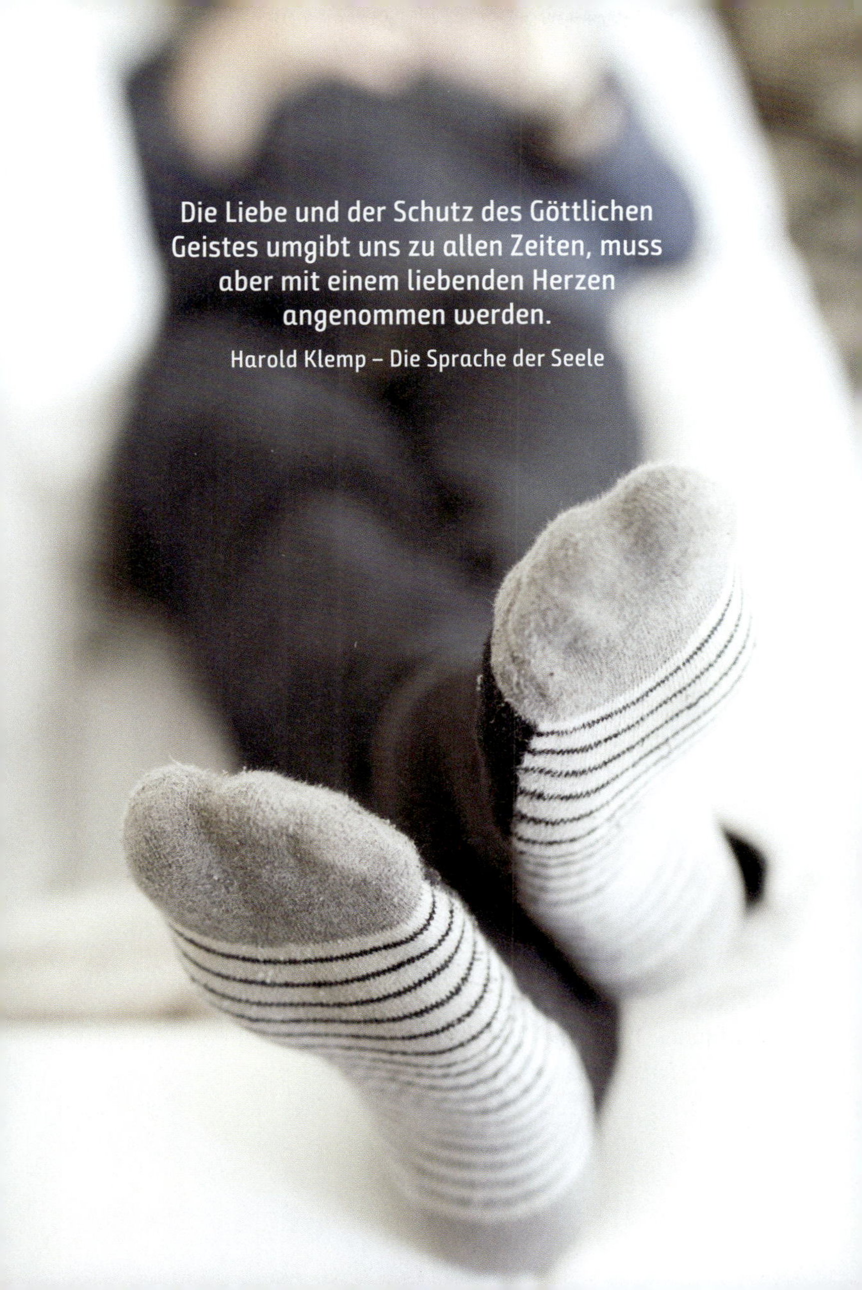

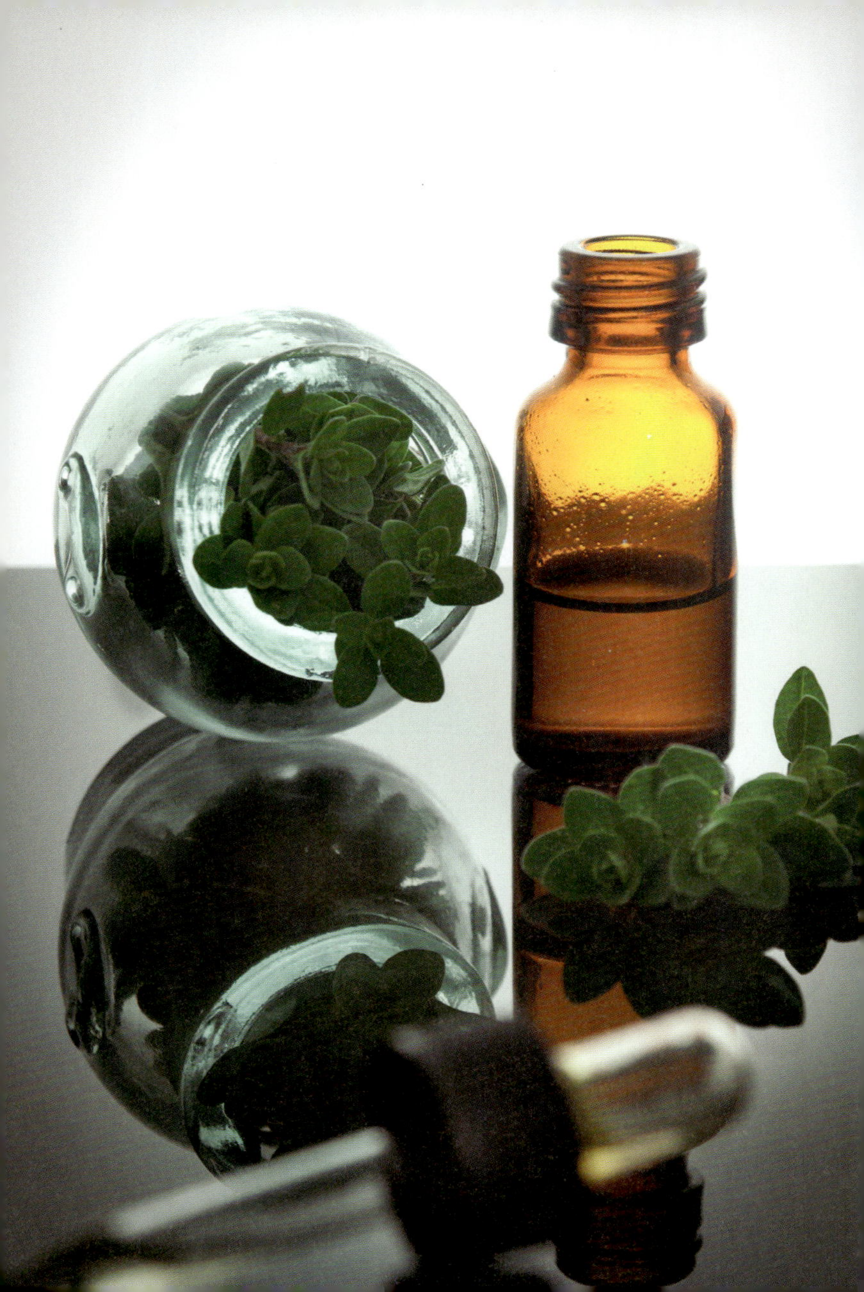

Die beliebtesten Erkältungsrezepte

Natürliche Rezepte zum Selbermachen

Der Nierenwickel

Sind die Nieren warm, ist der ganze Körper warm![26] Die Nieren sind zudem der Sitz der Angst. Wenn man friert, abends müde nach Hause kommt oder schlecht gelaunt ist, hilft ein Nierenwickel eindrucksvoll. Man kann geradezu zusehen, wie einem warm wird, sich die gute Laune einstellt und man sich richtig wohl fühlt. Ein Gefühl der Beruhigung, Wärme und Behaglichkeit überkommt einen.

Ein wärmender Nierenwickel kann auf der bloßen Haut oder über der Kleidung angelegt werden. Man verwendet ein Tuch aus Naturwolle oder Seide, das eng um die Mitte bis unter die Brust angelegt wird. Synthetische Stoffe sind dafür ungeeignet, denn sie lassen die Nässe nicht durch und halten die Nieren feucht.

Reibt man die Nierengegend vor dem Wickel mit wärmenden Ölen ein, unterstützen die ätherischen Öle noch zusätzlich die Nierengesundheit. Wärmende Öle sind unter anderem **Wintergrün, Zimt, Gewürznelke** oder **Oregano**. Doch Achtung: Je nach Empfindlichkeit sollten die „heißen" ätherischen Öle großzügig mit reinem Pflanzenöl gemischt werden, um eine Hautreizung zu vermeiden.

Da jeder Mensch einmalig ist und auf ätherische Öle anders reagieren kann, ist es nicht sinnvoll, Tropfenangaben zu liefern. Mische deine bevorzugte Massagemischung zusammen, die sich auf *deiner* Haut angenehm anfühlt. (Ist die Mischung zu stark geworden, füge großzügig reines Pflanzenöl hinzu. Tue dasselbe, falls deine Haut durch das Auftragen der Öle gerötet ist oder juckt.) Was sich für den einen Menschen angenehm anfühlt, kann für einen anderen schon viel zu stark oder viel zu wenig sein. Es ist wie beim Essen: Der eine Mensch liebt mehr Salz und Pfeffer als der andere. Bitte lies im Anhang die *Richtlinien zur sicheren Anwendung ätherischer Öle.*

Die Niere entfernt Abfallprodukte aus dem Blut, kontrolliert den Blutdruck und erzeugt rote Blutkörperchen. Die Niere filtert täglich 190 Liter Blut und entfernt etwa zwei Liter Abfallprodukte und Wasser, die als Urin durch den Harnleiter in die Blase fließen.

Starke Nieren sind für eine gute Gesundheit unerlässlich. Ineffektive oder beschädigte Nieren können dazu führen, dass sich Abfälle im Blut ansammeln und schwere Schäden verursachen. Hoher Blutdruck kann Ursache und Folge eines chronischen Nierenversagens sein, da die Nieren für die Blutregulation von zentraler Bedeutung sind.

Ätherische Öle als Diuretikum (zur Steigerung des Urinflusses)

- Anis (*Pimpinella anisum*)
- Fenchel (*Foeniculum vulgare*)
- Geranie (*Pelargonium graveolens*)
- Grapefruit (*Citrus x paradisi*)
- Ledum (*Ledum groenlandicum*)
- Rosmarin Cineol (*Rosmarinus officinalis CT 1,8 cineol*)
- Salbei (*Salvia officinalis*)
- Wacholder (*Juniperus communis* oder *J. osteosperma*)
- Zitronengras (*Cymbopogon flexuosus*)

Entgiftung der Nieren

Ätherische Öle können aufgrund ihrer einzigartigen lipidlöslichen Eigenschaften bei der Entgiftung helfen.

Ölmischung:

Immortelle (*Helichrysum italicum*) mit Wacholder (*Juniperus osteosperma*) oder Fenchel (*Foeniculum vulgare*)

Anwendung:

Man gibt 2-3 Tropfen dieser Mischung in Wasser und trinkt dreimal täglich als Nahrungsergänzung davon. Man kann daraus auch eine Kompresse für Nieren und Blase machen.

Wasser trinken

Unser Körper besteht zu 75% aus Wasser. In der Erkältungszeit ist Wasser das wichtigste Transportmittel für unser Immunsystem, um Krankheitskeime im Körper aufzulösen und abzutransportieren. Dazu braucht es VIEL Wasser.

Experten raten:
30 ml Wasser pro Kilogramm Körpergewicht

Wiegst du 80 Kilogramm, solltest du also 2,4 Liter Wasser pro Tag trinken.

Wir sprechen hier von **reinem, klarem Wasser**. Damit ist nicht Tee, Kaffee, Orangensaft, Suppe oder Milch gemeint, sondern klares Wasser; denn all die anderen Flüssigkeiten muss der Körper erst aufbereiten. Nur reines Wasser stellt sicher, dass es den Körper ohne zusätzliche Belastung reinigt.

Die Hauptmenge, 50-70% des Tagesbedarfs, sollte stets gleich nach dem Aufstehen getrunken werden. Dadurch ist das Immunsystem bereits sehr entlastet, denn es hat das nötige Transportmittel, um Schlacken abzutransportieren und die dem Immunsystem förderlichen Moleküle im Körper in Umlauf zu bringen.

Du sagst vielleicht, dass pures Wasser dir nicht schmeckt. **Ein Tipp:** Trinke **heißes Wasser**. Du wirst erstaunt sein, wie gut das schmeckt. Morgens heißes Wasser zu trinken, ist eine wertvolle Hilfe für den Körper! Denn wie im häuslichen Bereich der Boden, mit heißem Wasser geschrubbt, am wirkungsvollsten gereinigt wird, so belastet Wasser unseren Körper nicht und reinigt gründlich. Zusätzlich verspürt man keinen Hunger.

Wollen wir also schnell wieder gesund oder erst gar nicht krank werden, so können wir unserem Körper mit reinem Wasser nachhaltig helfen.

Es gibt aber auch Menschen, die Wasser in solchen Mengen einfach nicht trinken können. Besprich dich mit deinem Ernährungsberater und tue das, was für dich am besten ist.

Tipp:

- **Trinke viel reines Wasser am Morgen.**
- **Trinke Wasser mit 1 Tropfen Zitronenöl bis um 14:00 Uhr, um Gifte im Körper zu lösen.**
- **Trinke Wasser mit 1 Tropfen Pfefferminzöl ab 14:00 Uhr, um die Gifte aus dem Körper zu schwemmen.**

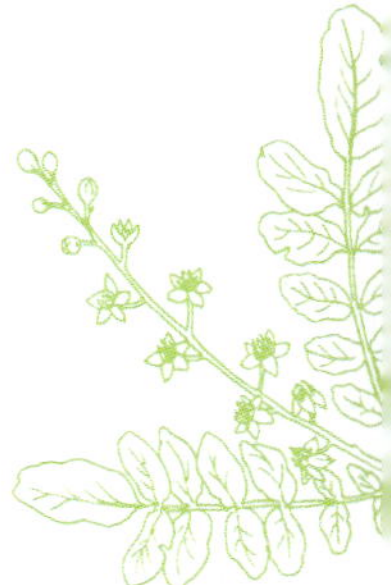

Gesunde Ernährung

Alles, was duftet und gut schmeckt, erhält sein lebensspendendes Aroma von ätherischen Ölen!

Um das Immunsystem zu stärken und gut durch den Winter zu kommen, ist eine gesunde Ernährung entscheidend. Chlorophyllreiche Nahrung in Form von grünem Blattgemüse, Gersten- und Weizengras, Algen, Salaten, Kräutern und **ätherischen Ölen** hilft dem Immunsystem, lebenswichtige Nährstoffe aufzunehmen.

Die Zuckerfalle!

Zucker ist der Erzfeind des Immunsystems! Keine unserer Lebensgewohnheiten schädigt das Immunsystem mehr als der

Verzehr von Zucker, Zucker jeder Art: Übermäßig viel Fruchtzucker, Brot und Nudeln und alle Kohlehydrate, die im Körper in Zucker umgewandelt werden, und natürlich raffinierter Speisezucker. Zucker überfordert das Immunsystem, das sich erschöpft und schließlich ganz zusammenbricht. Dies gewährt Krankheitskeimen, wie den Erkältungsviren, leichten Zutritt, denn das Immunsystem überlässt ihnen kampflos das Feld.

In einer Zeitung fand ich folgende erschreckende „Einkaufsliste für die Nahversorgung älterer und weniger mobiler Menschen“[27]: Obst, Brot, Milch, Wein, Nudeln und Zucker.

Das ist Zucker, Zucker, Zucker! Und wo ist das Gemüse, das lebenswichtige Vitamine, Mineralien und ätherische Öle in den Körper bringen soll, um das Immunsystem zu unterstützen?

Hast du gewusst?

- **Versteckte Zuckerzusätze sind in fast allen Fertigkost-Produkten und industriell hergestellten Nahrungsmitteln enthalten.**
- **Allein eine einzelne Soda Dose enthält 10-12 Teelöffel Zuckerzusatz!**
- **Statt zuckersüße Soda- und Fertiggetränke aus dem Supermarkt zu reichen, serviere dem Kranken lieber heiße Getränke mit ätherischen Ölen.**

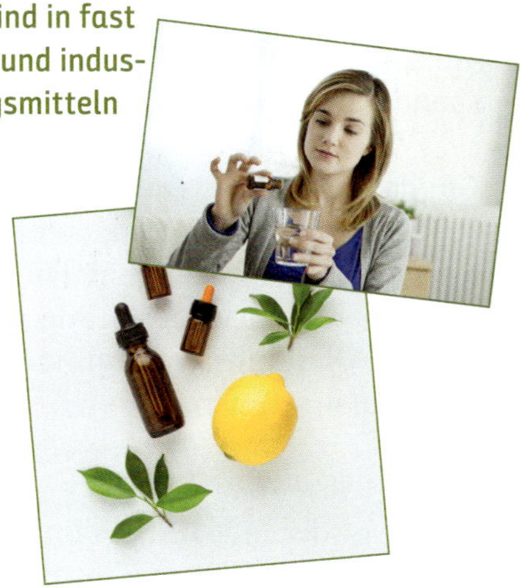

Man nimmt ein Glas warmes Wasser und fügt zum Beispiel einen Tropfen eines Zitrusöls bei. Gut umrühren – und fertig ist das gesunde Getränk.

Beim Verzehr von Zucker, inklusive der Kohlenhydrate, steigt der Blutzuckerspiegel, und das aggressive Insulin wird gebildet, das massive Schäden verursachen kann bis hin zum Absterben ganzer Körperpartien. Würde man Getreide und Zucker komplett meiden, dann würde das **Immunsystem in kürzester Zeit aufblühen** und seine Arbeit gegen Erkältungsviren und Keime aller Art gestärkt und mit Leichtigkeit nachkommen können.

Tipp:

Während der Grippezeit oder bei einer aufkeimenden Erkältung meide strikt alle Arten von Zucker (das heißt Zucker, Getreide und andere Kohlehydrate). Willst du trotzdem auf die Geschmacksnote nicht verzichten, nimm doch ätherische Öle zum Würzen!

Das Sonnenvitamin D3

In der trüben, nasskalten Jahreszeit sind 100 Billionen Zellen auf das lebenspendende Vitamin D3 aus dem Sonnenlicht angewiesen, denn jede einzelne Zelle im Körper ist von diesem Vitamin abhängig. Da die Sonne im Winter meist nicht ausreichend scheint, um unseren Körper mit dem Vitamin zu versorgen, sollten wir zu einer Nahrungsergänzung greifen; denn eine ausreichende Menge an Vitamin D3 ist absolut notwendig, um das Immunsystem zu unterstützen.

Ohne Vitamin D kann der Körper die Knochen nicht mit genügend Kalzium versorgen (Osteoporose) und bei einem

Vitamin D Wert von unter 5 ng/ml (Nanogramm per Milliliter) kommt es zur Knochenerweichung. Ein Vitamin-D-Mangel kann sogar mit einem frühzeitigen Tod in Verbindung stehen.[28] Österreichische Wissenschaftler warnen, dass Menschen mit einem Mangel an Vitamin D ein zwei- bis dreimal höheres Sterberisiko haben, besonders in der Altersgruppe der 45-60-Jährigen.[29]

Vitamin-D-Mangel wird zwar am häufigsten mit Rachitis und Osteoporose in Verbindung gebracht, aber er verursacht auch Gefäßkrankheiten, Multiple Sklerose, Parkinson und Alzheimer, Juvenilen Diabetes, Rheumatoide Arthritis und Fettleibigkeit und Vitamin-D-Mangel ist sogar ein entscheidender Faktor in der Entstehung gewisser Krebsarten, berichtet Dr. Olivier Wenker, führender Experte auf dem Gebiet der Integrativen Medizin und ätherischer Öle.

Vitamin D kommt unter anderem natürlich in Fischöl, Thunfisch, Vollkorn, Sprossen und Eiern vor.

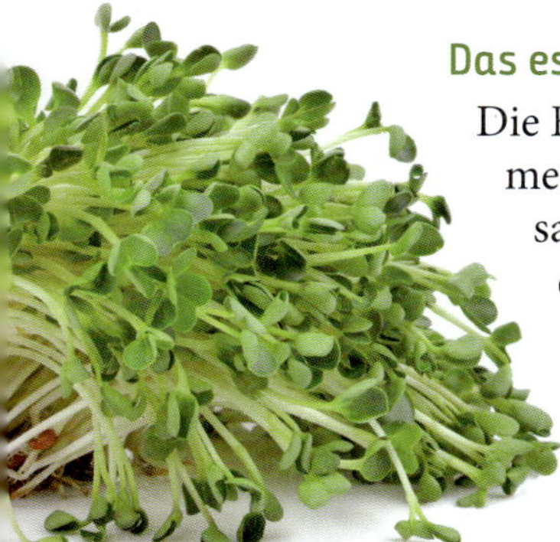

Das essenzielle Vitamin K

Die Einnahme von Vitamin D3 muss immer mit dem Vitamin-K-Komplex zusammen genommen werden, denn er dient als Elektronentransport.

Vitamin K ist unter anderem in grünem Blattgemüse wie Kohl, Spinat, Rüben, grünem Blattsalat oder in Gemüse wie Brokkoli oder Blumenkohl sowie in Fisch, Leber, Fleisch, Eiern und in fermentierten Speisen enthalten.

Kalzium-Magnesium

Diese Mineralien sind für den Körper gerade in der Erkältungszeit von höchster Bedeutung, weil viele von uns auf Grund des Vitamin-D-Mangels auch unter einem Mangel an Kalzium und Magnesium leiden. Nehmen wir also über die Wintermonate verstärkt diese Mineralien auf, werden wir merken, dass Energie und Lebensfreude in unseren Körper zurückkehren.

Kalzium finden wir in Basilikum, Salbei und Oregano, grünem Blattgemüse, Brokkoli, Mandeln, Feigen und mehr.

Magnesium ist in Bananen, Datteln, getrockneten Früchten, Kartoffeln, Vollkorn und anderen Nahrungsmitteln enthalten.

Der Vitamin-B-Komplex

Als Vitamin für die Herzgesundheit und für Energie bekannt, sind die B-Vitamine auch Anti-Stress-Vitamine für die Haut.

B Vitamine kommen hauptsächlich in Eigelb, Vollkorn, Mandeln, Sonnenblumenkernen, grünem Blattgemüse, Erbsen und Bohnen vor.

Vitamin C versus Ascorbinsäure

Natürliches Vitamin C findet sich reichlich in Obst und Gemüse. Doch am 24. Oktober 1929 veränderte der Börsen Crash die Welt, und auch ein großer Pharmakonzern in der Schweiz erlitt schmerzhafte Gewinneinbußen und musste viele Arbeiter entlassen.[30]

Da kam der Chemiker und spätere Nobelpreisträger Tadeus Reichstein mit seinem neuen Verfahren zur Vitamin-C-Synthese gerade recht. Das synthetische Vitamin C unter dem Namen Redoxon® wurde aggressiv beworben, und man erfand den sogenannten Vitamin-C-Mangel, den man nun mit Ascorbinsäure auffüllen konnte. Selbst Ärzten wurde eingeschärft, dass die Menschheit unter einem akuten Vitamin-C-Mangel leide und man „Vitamin C" als Ascorbinsäure unbedingt zuführen müsse.

Die Marketing-Strategie ging voll auf. Im Jahre 1934 wurden 57 kg „Vitamin C" hergestellt. Ein Jahr darauf waren es bereits 170 kg und im darauffolgenden Jahr steigerte sich die Nachfrage auf 289 kg. Doch schon im darauffolgenden Jahr waren es 1.239 kg und wenige Jahre danach produzierte die Firma bereits Tonnen von synthetischem „Vitamin C"! Von 1934 bis 1995 wurden insgesamt 486.508 Tonnen Redoxon® erzeugt, und es wird immer noch verkauft, um unser Immunsystem täglich zu unterstützen. Hauptbestandteile dieses pharmazeutischen Produktes sind Zitronen- und Ascorbinsäure.[31]

„Doch Vorsicht! Diese isolierte Ascorbinsäure kann Ihrer Gesundheit erheblich schaden!", sagt das Zentrum-der-Gesundheit.de.[32] „In der Natur sucht man vergebens nach dieser isolierten Ascorbinsäure. Sie befindet sich weder in Pflanzen noch in Bäumen, und sie wird auch nicht auf dem Acker angebaut, denn reine Ascorbinsäure wird ausschließlich im Labor hergestellt." So wie bei hochwirksamen ätherischen Ölen, die reine Naturprodukte sind und im Labor nicht geschönt werden dürfen, wirkt Vitamin C aus der Natur, zum Beispiel in Orangen, auch nur in Verbindung mit Enzymen und all den pflanzlichen Vitalstoffen, die dem Körper lebendige Nahrung sind. Daher ist es nicht verwunderlich, dass Ascorbinsäure Nebenwirkungen hat, wie etwa Herzerkrankungen bis zum Herztod[33]. Ascorbinsäure, die hauptsächlich aus genmanipuliertem Mais gewonnen wird, ist in vielen alltäglichen Fertigprodukten enthalten, ohne dass wir es ahnen.

Ist das der Grund dafür, warum namhafte Mediziner und Universitätsprofessoren heute entschieden die Einnahme von Vitamin-C-Präparaten zurückweisen und der Meinung sind, der Mensch erhalte seine tägliche Vitaminversorgung ausreichend aus der Nahrung?

Dem widerspricht der Biochemiker und zweifache Nobelpreisträger Dr. Linus Pauling, wenn er sagt, dass wir 10.000 Einheiten Vitamin C pro Tag benötigen, um gesund zu bleiben. Die meisten von uns bekommen vielleicht ein paar 100! Wenn wir krank werden oder Allergiesymptome haben, sollten wir zweimal täglich – morgens und abends – 1.000 mg Vitamin C einnehmen. Es ist wasserlöslich, wird nicht im Körper gespeichert, und deshalb müssen wir es etwa alle zwölf Stunden aufnehmen, damit es wirksam bleibt.

Auch die Weltgesundheitsorganisation (WHO) empfiehlt eine Zufuhr von Vitaminen und Mineralien als Nahrungsergänzung dringend, weil durch den landwirtschaftlichen Raubbau der Boden nicht mehr genügend Nährstoffe enthält.

Eine gesunde Küche, ausreichend Obst und Gemüse, besonders grünes Blattgemüse, und die Aufnahme- und Verdauungshilfen der ätherischen Öle sind daher für die Gesundheit unbedingt notwendig. Auch die Zufuhr von natürlichem Vitamin C ist bei einer möglichen Mangelernährung zu beachten.

„Vitamin- und Mineralmangel lässt sich heute bei deinem Gesundheitsexperten einfach und schnell ermitteln, um sicher zu sein, dass du mit allem gut versorgt bist", sagt Dr. Bernadette Sonnleitner.

Vitamin C findet sich in Zitrusfrüchten, Brokkoli, Äpfeln, Beeren und anderen Obst- und Gemüsesorten, stärkt die Kapillaren, beschleunigt die Wundheilung und schützt vor Stress.

Natürliche Vitamin-C-Präparate werden etwa aus den Früchten der Acerolakirsche, Kiwi oder Gojibeeren hergestellt.

Diese Liste der wichtigen Nahrungsmittel, die reich an Vitaminen und Mineralien sind, ist keineswegs vollständig und will nur auf das reichhaltige Buffet der Natur aufmerksam machen, das für unser Wohlergehen bereitsteht. Und bedenke: Alles, was duftet und gut schmeckt, erhält sein lebensspendendes Aroma von **ätherischen Ölen**!

Stress meiden

Stress öffnet der Erkältung Tür und Tor! Stress, in jeder Form, schürt Entzündungen im Körper. Das „Todeshormon" Cortisol steigt gefährlich an und veranlasst den Körper dazu,

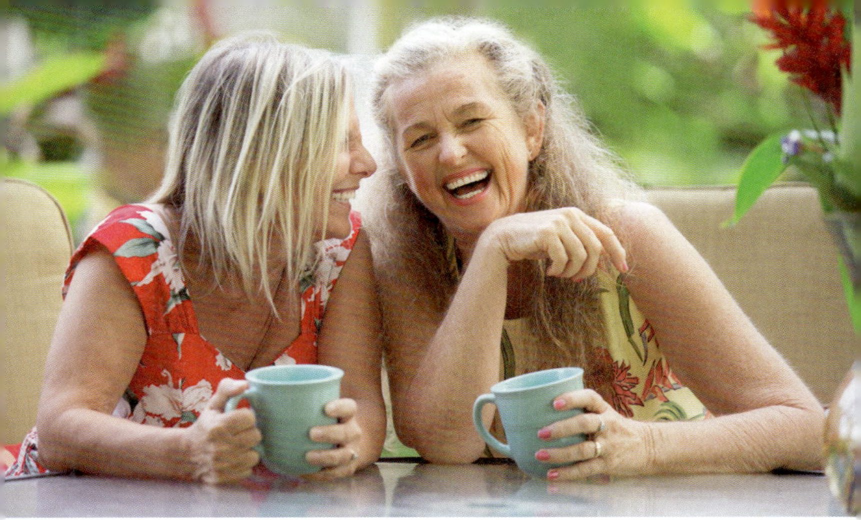

Säuren auszuschütten. In einem übersäuerten Milieu können sich Viren schnell verbreiten.

Das Immunsystem wird zusätzlich durch Mangelernährung, zu wenig Schlaf und keine körperliche Bewegung geschwächt. All das verursacht dem Körper Stress. Dein Lebensstil entscheidet also über die Ansteckungsgefahr und wie stark oder schwach dein Immunsystem ist.

Lachen löst Stress! Aber hast du gewusst, dass Lachen dich auch vor Erkältung schützt? „Der amerikanische Psychiater William Finley Fry Jr. hat in Selbstversuchen herausgefunden (er ließ sich Blut abnehmen, während er sich einen Film mit Stan Laurel und Oliver Hardy ansah), dass beim Lachen die Zahl der natürlichen Killerzellen im Blut steigt, welche von Viren befallene Zellen abtöten. Beim Lachen werden auch Glückshormone (Endorphine) ausgestoßen, wie Psychologen herausfanden, und die Produktion von Stresshormonen sinkt. Auch das ist sehr hilfreich für die Schnupfenabwehr.“[34]

Und wir haben gut Lachen! Mit einem Arsenal an wunderbaren Naturmitteln, die nur darauf warten, entdeckt zu werden, bringen ätherische Öle Ruhe und Frieden von den Alltagssorgen, Sonnenschein und Lebensfreude sowie jede Art von Erleichterung, besonders in der Erkältungszeit, in unser Leben!

Eine Duftmischung zum freien Durchatmen

- 2 Tropfen Pfefferminze
- 3 Tropfen Zitrone
- 4 Tropfen Eukalyptus

Anwendung:
Man vernebelt diese Ölmischung in einem Aroma-Diffuser, um die Atemluft von Krankheitskeimen zu reinigen und die Atmung zu erleichtern.

Oder man kann die Ölmischung in ein Riechfläschchen füllen und den Duft tief einatmen. Auf dem Glasfläschchen ist auch ein Roll-On-Aufsatz oft praktisch, besonders für Kinder. Sie können am Ölfläschchen riechen, ohne Gefahr zu laufen, dass das Öl verschüttet werden könnte. **Pfefferminze, Zitrone** und **Eukalyptus** sind beliebte ätherische Öle für die Atemwege. Man verwendet sowohl *Eucalyptus radiata* als auch *Eucalyptus globulus* bei Infektionen der Atemwege.

Ein Rezept für verstopfte Nasennebenhöhlen:

- 4 Tropfen Eukalyptusöl
- 4 Tropfen Weihrauch
- 4 Tropfen Zitrone

Anwendung:
Mehrmals täglich einatmen (Diffuser), Dampfbad, mehrmals täglich als Sirup einnehmen, wiederholt gurgeln, 50:50 verdünnt mit reinem Pflanzenöl auf Stirn, Nase, Wangen, Hals, Brust und oberen Rücken einreiben, als Fußmassage und im Salzbad verwenden.

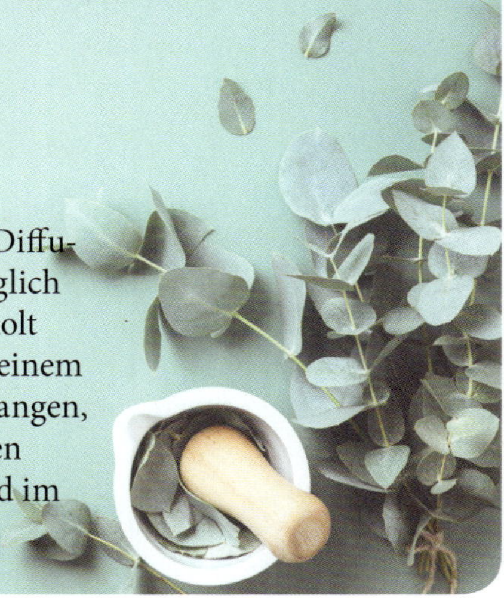

Ätherische Öle für die Atemwege

- **Kiefer** erweitert und öffnet die Bronchien.
- Die **Eukalyptusöle** stärken die Atemwege, erweitern und öffnen den Lungentrakt und bekämpfen Infektionen der Atemwege.
- **Rose, Salbei** und **Sandelholz** unterstützen bei chronischer Bronchitis.
- **Myrrhe** wirkt effektiv bei Halsproblemen und Heiserkeit.
- Eine der **effektivsten** therapeutischen Maßnahmen für Atmungsprobleme ist das Einführen der ätherischen Öle, verdünnt mit reinem Pflanzenöl, über Nacht mittels eines Zäpfchens oder einer Klistierspritze.

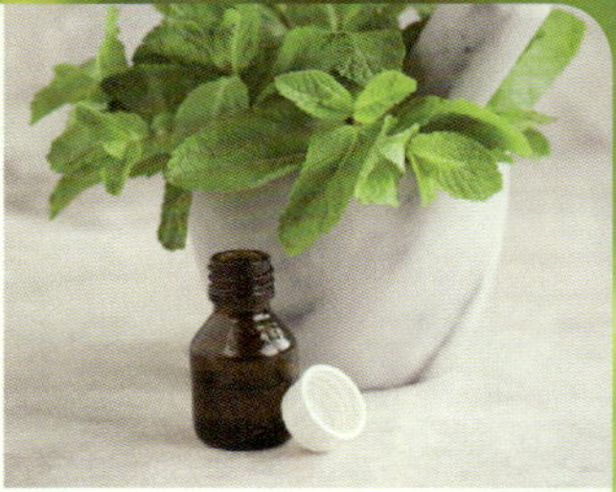

Rezept bei Atemwegsbeschwerden

- 2 Tropfen Pfefferminzöl
- 2 Tropfen Zitronenöl
- 2 Tropfen Eukalyptusöl
- 2 Tropfen Teebaumöl

Anwendung:

Für eine verstopfte oder rinnende Nase verwendet man diese Ölmischung zur Dampfinhalation oder in einem Aroma-Diffuser. Zum Einreiben auf Brust und Hals nimmt man dieselbe Mischung und fügt Kokosöl oder ein anderes reines Pflanzenöl zur Verdünnung dazu. Diese Öle entspannen, öffnen die Atemwege und verringern die Entzündung der Schleimhäute.

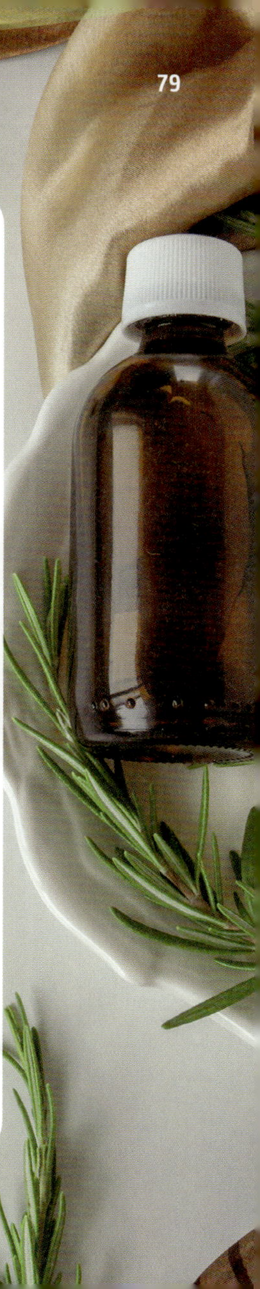

Nasenspülung nach Dr. Daniel Pénoël:

- 12 Tropfen Rosmarin CT cineol
- 4 Tropfen Teebaumöl
- 8 EL sehr feines Salz, z.B. Meersalz (zu Mehl gemahlen)

Anleitung:
Die ätherischen Öle werden gut mit dem Salz vermischt und in einem verschlossenen Gefäß aufbewahrt.

Für jede Nasenspülung nimmt man:

- 1 Teelöffel der Salzmischung
- 1 ½ Tassen destilliertes Wasser

Man gibt diese Lösung in eine Nasendusche und verwendet sie laut Gebrauchsanleitung. Bei Schnupfen kann man die Nasenspülung bis zu dreimal täglich machen. Diese Anwendung hat unerwartet gute Resultate bei Nasenproblemen durch Erkältung erbracht.[35]

Ein Brustwickel zur Unterstützung der Atmung

Man nimmt:

- Ein warmes, feuchtes Tuch
- 2-5 Tropfen eines antiviralen Öls oder einer *Antimikrobiellen Ölmischung**

Anwendung:

Bei Atembeschwerden nimmt man warmes Wasser, fügt ein paar Tropfen eines der gewünschten Öle zu und vermischt alles gründlich. Ein Tuch wird in das warme Wasser getaucht, gut ausgedrückt und mit dem feuchten Tuch wird ein Wickel gemacht. Dabei ist zu beachten, dass Pfefferminzöl bei Babys und kleinen Kindern unbedingt zu meiden ist, denn das Öl ist zu stark und würde dem Kind den Atem rauben.

Es gibt verschiedene Wickel-Methoden:

Sie bestehen meist aus drei Schichten, der Wirkstoffschicht (Innentuch), der Isolationsschicht (Zwischentuch) und der Wärme- oder Abdeckschicht (Außentuch). Wickel dienen der Muskelentspannung und Durchblutung, der Ausleitung von Giften oder sie wollen einfach nur beruhigen und entspannen und die ätherischen Öle besser einwirken lassen.

Der Trockenwickel: Wie beim Nierenwickel hüllt man sich fest in ein Wolltuch ein, um die Nierengegend oder die Brust warm zu halten.

---

* Die Tropfenmenge richtet sich nach Alter und Verträglichkeit. (Siehe die *Richtlinien zur sicheren Anwendung ätherischer Öle* im Anhang.)

Der Ölwickel: Man mischt etwa 10 ml Avocado- oder Kokosöl mit 3 Tropfen einer Hustenölmischung (z.B. Eukalyptus, Teebaum, etc.) und trägt diese Mischung entweder direkt auf die Brust auf oder tränkt ein Tuch damit und legt es auf die Brust. Darüber kommt ein warmes Tuch (Schafwolle) und zuletzt ein warmes Handtuch. Man kann auch darauf noch eine Wärmflasche legen.

Der Salbenwickel: Hier trägt man eine Mischung aus 30 g Sheabutter, 20 g Kokosöl und 10-15 Tropfen ätherische Öle für die Erkältung auf Brust und/oder Rücken auf und lässt die Wirkstoffe einziehen.

Der warme Wickel: Er fördert die Durchblutung und regt den Stoffwechsel an. Er hat eine entspannende Wirkung, beruhigt und schenkt das Gefühl von Geborgenheit.

Der warm-feuchte Wickel: Er hat dieselbe Wirkung wie der warme Wickel, doch zusätzlich löst dieser Wickel auch Schleim und transportiert ihn ab. Durch die Feuchtigkeit öffnen sich die Poren, sodass die Wirkstoffe besser in den Körper eindringen können.

Der kühle oder temperierte Wickel: Hierbei handelt es sich um eine Maßnahme bei Entzündungen oder stumpfen Verletzungen. Es ist zu beachten, dass kalte Wickel nicht auf kalte Haut gehören.

Es gibt Wadenwickel, die sogenannten „Essigpatscherln“, mit 1 Tropfen Eukalyptusöl, Zwiebelwickel mit 1 Tropfen Lavendelöl, Kartoffelwickel mit 1 Tropfen Thymianöl oder Topfenwickel mit 1 Tropfen Orangenöl sowie Ohrenwickel mit Kamille- oder Lavendelöl. Der Fantasie sind keine Grenzen gesetzt, und wir können ein oder mehrere unserer Erkältungsöle bei jeder dieser Wickelmethoden anwenden, die in jedem Fall ihre Wirkung nicht verfehlen werden.

Wenn der Hals schmerzt

Man stellt folgende Ölmischung her:

- 2 Tropfen Zitrone
- 4 Tropfen *Eucalyptus radiata*
- 5 Tropfen Rosmarin
- 4 Tropfen Pfefferminze
- 3 Tropfen Zypresse

Oder diese Ölmischung:

- 2 Tropfen *Eucalyptus radiata*
- 6 Tropfen Weihrauch
- 3 Tropfen Immortelle
- 6 Tropfen Fichte
- 15 Tropfen Ravensara
- 1 Tropfen Wintergrün

Mit einer dieser beiden Ölmischungen oder der *Antimikrobiellen Ölmischung*, dem *Atmungsöl* aus verschiedenen Eukalyptusarten oder deiner Lieblingsmischung aus antiviralen Ölen kannst du dich selbst oder deine erkälteten Lieben im Krankheitsfall verwöhnen. Solltest du nicht alle angegebenen Öle zur Hand haben, nimm einfach ein oder zwei der Öle aus der Liste der antiviralen Öle und beginne mit der Aromapflege! Warte nicht, bis du alle Öle beisammen hast. Jedes einzelne Öl hat ungeheure Kräfte, die deinem Körper zugute kommen!

Noch ein Rezept bei Halsschmerzen:

- 2 Tropfen Thymian
- 2 Tropfen Zypresse
- 1 Tropfen *Eucalyptus radiata*
- 1 Tropfen Pfefferminze
- 1 Tropfen Myrrhe

Anwendung:

Inhalation (Diffuser) und Dampfinhalation; in warmer Reismilch 1-3 Tropfen langsam trinken; in Sirup einnehmen; öfters am Tag 1 Tropfen auf die Zunge geben und einwirken lassen; gurgeln; 50:50 verdünnt 1-3 Tropfen auf Hals, Brust und Nacken reiben; eine warme Kompresse auflegen; Fußreflexzonen mit ätherischem Öl massieren.

Eukalyptustee bei Halsschmerzen

- 1-3 Tropfen ätherisches Eukalyptusöl
- Teewasser
- Tasse oder Kanne
- Honig zum Emulgieren des ätherischen Öls und zum Süßen

Zubereitung:

Man rührt 1-3 Tropfen **Eukalyptusöl** in einen Löffel Honig ein. Abhängig von der Größe der Tasse oder Kanne nimmt man einen Teelöffel oder einen Esslöffel Honig. Damit wird das ätherische Öl emulgiert, denn Wasser und Öl mischen sich nicht. Man kann zum Emulgieren auch Sahne oder ein wenig Sirup nehmen. Das setzt man dem Tee zu und rührt gut um.

Wenn der Hals kratzt, ist Tee oder warmes Wasser mit ätherischen Ölen, die als Nahrungsergänzung gekennzeichnet sein müssen, sehr begehrt. Gesundheitsexperten raten zu viel **Wassertrinken**, um Abfallstoffe aus dem Körper zu schwemmen. Auch warmes Zitronenwasser ist bekömmlich. Ein Tropfen Zitronenöl oder eines der anderen Zitrusöle wie Orange oder Mandarine schenkt dem Wasser eine liebliche Geschmacksnote und macht das oft ungeliebte Wassertrinken zu einer Gaumenfreude.

Thymianöl bei Hustenreiz

- 3-10 Tropfen ätherisches Thymianöl
- Aroma-Diffuser oder Wasserschale

Anwendung:
Je nach Diffuser-Anleitung gibt man Wasser und/oder 10 Tropfen Thymianöl in den Aroma-Diffuser und vernebelt dieses stark antimikrobiell wirkende Öl. Zur Erleichterung bei nächtlichem Husten stellt man den Vernebler auf Nachtbetrieb ein, das heißt, ohne Licht und im Intervallbetrieb.

Hat man keinen Aroma-Diffuser zur Hand, macht man etwas Wasser warm, gibt 2 Tropfen Thymianöl hinein und stellt es ins Krankenzimmer. Es kann auch auf dem warmen Heizkörper seine Wirkung entfalten. Auch leistet ein nasses Handtuch, mit Thymianöl benetzt, das man im Zimmer aufhängt, gute Dienste und sorgt für ein heilsames Raumklima. Dieses starke ätherische Öl bewirkt innerhalb kurzer Zeit, dass sich der Husten beruhigt und man wieder gut und ruhig schlafen kann.

Der lindernde Hustentee

- Thymiantee
- ½-1 Tropfen ätherisches Thymianöl
- Honig oder Xylitol (Birkenzucker) zum Süßen

Zubereitung:

Teewasser kochen, Thymiankraut überbrühen und 5 Minuten ziehen lassen. Dann ½-1 Tropfen ätherisches Thymianöl (zum Beispiel mit einem Zahnstocher – siehe *Richtlinien für die sichere Anwendung ätherischer Öle* im Anhang) in Honig einrühren und den nicht zu heißen Tee damit verfeinern.

Thymian legt sich wohltuend wie eine feine Ölschicht an den Hals und besänftigt den lästigen Hustenreiz. Er löst den Schleim und wirkt antimikrobiell.

Ein einfacher Hustensirup

- 1 Tasse Kräutertee (Salbei, Thymian, u.a.)
- 1 Tasse Honig
- 3 Tropfen ätherisches Öl (Salbei, Thymian, Nelke, Zimt, u.a.)

Zubereitung:

Man mischt Honig und das ätherische Öl und rührt die Mischung in den Tee ein, bis der Honig vollständig aufgelöst ist. Davon nimmt man gelegentlich ein wenig (ein Teelöffel).

Dieser Hustensirup ist sehr süß und sollte nur in Ausnahmefällen gegeben werden, zum Beispiel kleinen Kindern, die sonst keine ätherischen Öle zu sich nehmen würden. Wenn wir krank sind, sollte Zucker das Letzte sein, das wir zu uns nehmen, denn es blockiert das Immunsystem.

Lutschpastillen selbstgemacht

- 100 g Xylitol (Birkenzucker)
- 10-15 Tropfen ätherisches Thymianöl oder die *Antimikrobielle Ölmischung*

Anleitung:

Xylitol bei geringer Hitze schmelzen und kurz abkühlen lassen. Das ätherische Öl einrühren und auf einem Backpapier mit dem Löffel kleine Tropfen oder Taler setzen. Mit (Xylitol) „Puderzucker" ein wenig bestäuben, damit sie später nicht zusammenkleben. Die Lutschpastillen kühlstellen, hart werden lassen und danach in einem Glasbehälter mit Schraubverschluss aufbewahren. Man nimmt davon gelegentlich eine Lutschpastille. Übermäßiger Xylitolgenuss kann mitunter eine abführende Wirkung haben.

Es können in diesem Rezept auch alle anderen antimikrobiellen Öle nach Geschmack und Vorliebe verwendet werden, etwa Zitronen- oder Orangen-Lutschbonbons oder Salbei-, Weihrauch- oder Pfefferminzbonbons. Diese Lutschpastillen enthalten keinen herkömmlichen Zucker, während gekaufte Hustenbonbons viel Zucker und oftmals synthetische Farben und Geschmacksverstärker beinhalten.

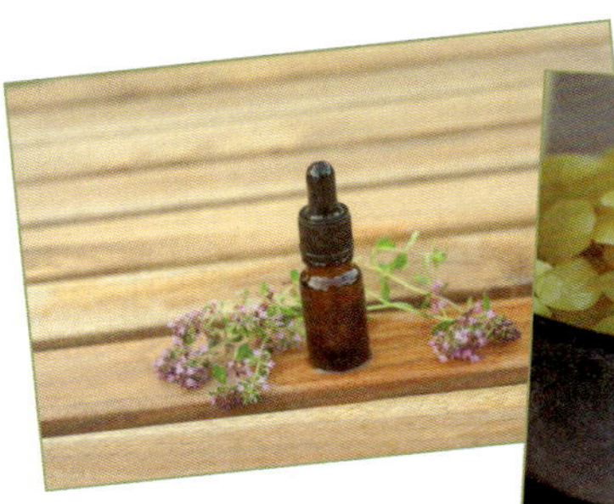

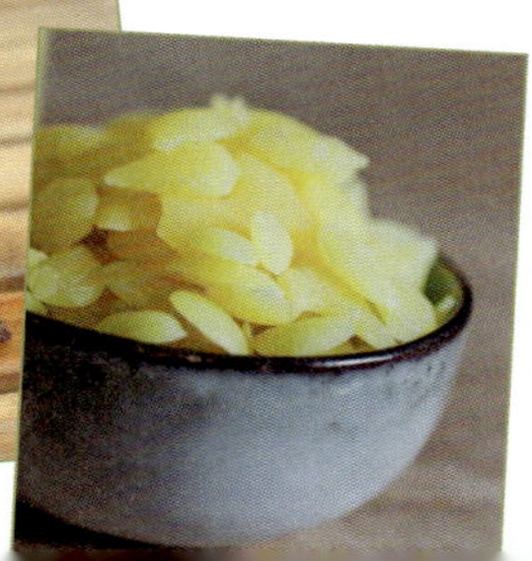

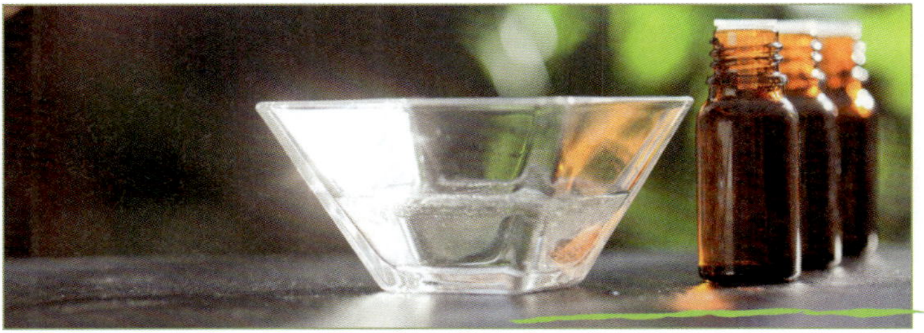

Öleinreibung bei Husten und Halsschmerzen

- 50% Ölmischung aus Zitrone, *Eucalyptus radiata*, Rosmarin, Pfefferminze und Zypresse
- 50% Reines Pflanzenöl (z.B. Olivenöl, Kokosöl oder Sonnenblumenöl)
- Kleine Glas- oder Porzellanschale

Anwendung:

In eine kleine Schale (kein Plastik!) rührt man eine Ölmischung aus Zitrone, *Eucalyptus radiata*, Rosmarin, Pfefferminze, Zypresse und reinem Pflanzenöl an und zwar im Verhältnis 50:50. Das heißt, man nimmt zum Beispiel je 2 Tropfen der fünf ätherischen Öle plus 10 Tropfen reines Pflanzenöl, wie etwa Oliven- oder Kokosöl.

Diese Ölmischung wird auf Stirn, Hals und Brust und den oberen Rückenbereich eingerieben sowie auf die Fußsohlen aufgetragen. Wird das Öl leicht angewärmt, kann es noch besser einwirken.

Natürlich kann diese Ölmischung auch als Badezusatz verwendet, eingeatmet oder täglich mit etwas Honig oder Sahne eingenommen werden.

Ätherische Öle, die lästigen Schleim ausleiten

Viele Öle sind natürliche Expektorantien, die dem Gewebe helfen, Schleim und Toxine abzuleiten. Dazu gehören:

- *Eucalyptus radiata*
- *Immortelle (Helichrysum italicum)*
- *Lavendel (Lavandula angustifolia)*
- *Ledum (Ledum groenlandicum)*
- *Majoran (Origanum majorana)*
- *Myrte (Myrtus communis)*
- *Pfefferminze (Mentha piperita)*
- *Rosmarin (Rosmarinus officinalis CT 1,8 cineol)*
- *Weihrauch (Boswellia carteri)*
- *Zitrone (Citrus limon)*
- *Zypresse (Cupressus sempervirens)*

Eine schleimlösende Ölmischung

- 3 Tropfen Majoran
- 3 Tropfen Ledum
- 1 Tropfen Lavendel

Anwendung:

- **Inhalation:** Direkt oder mittels eines Aroma-Diffusers dreimal täglich für 20 Minuten inhalieren.
- **Einnahme:** 1 Kapsel (Größe 0) zweimal täglich
- **Äußerlich:** Verdünnung 50:50; 3-5 mal täglich 2-4 Tropfen auf die Wirbel T3 und T5 (Hals-Schulter) und auf die Fußsohlen auftragen.[36]

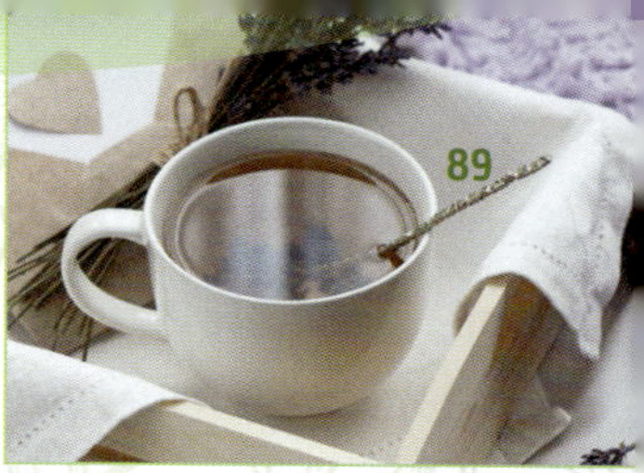

Ein schleimlösender Kräutertee

- Gieße dir ein Tässchen Kräutertee auf. Ideal eignet sich **Salbei***, **Lavendel** oder **Pfefferminze** – Kräuter, die von Natur aus antiseptisch und schleimlösend wirken.
- Hast du keinen Salbeitee zu Hause? Kein Problem. Gib einen Tropfen **Salbeiöl** in ein wenig Sahne oder Honig zum Emulgieren und rühre es in warmes Wasser ein. Verwende eine Tasse mit farbiger Innenseite, denn dein Verstand wird dir unmissverständlich zu verstehen geben: „Das ist kein Salbeitee. Er ist farblos." Nimmst du aber davon einen Schuck, wird sich dein kratzender Hals über die adstringierende und wohltuende Wirkung dieses würzigen „Salbeitees" freuen.

Ein immunsystemstärkendes Spray

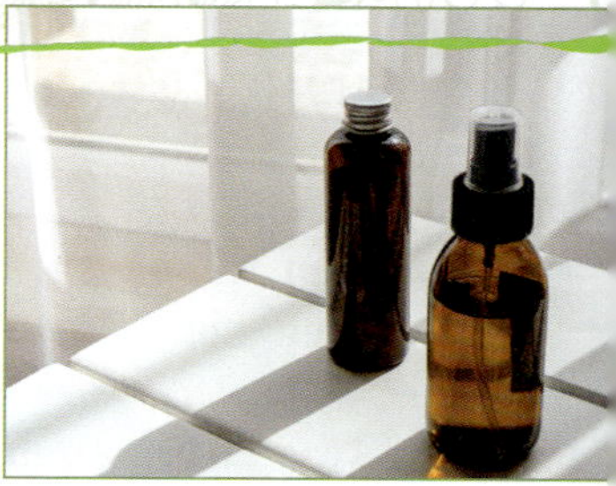

- 10 Tropfen Zimt
- 10 Tropfen Nelke
- 10 Tropfen Ingwer
- 125 ml Wasser
- Glaswasserflasche mit Sprühaufsatz

Anwendung:

Alle Zutaten in einer Glaswasserflache gut mischen und in den Raum sprühen. Vor jedem Gebrauch schütteln.

Man kann dieses Spray, mit Wasser gut verdünnt, auch als Mundwasser verwenden, denn es leben über 800 verschiedene Arten von Bakterien in unserem Mund. Mit dem Spray aus hoch antiviralen Ölen werden die Krankheitskeime effektiv beseitigt.

---

* Epileptiker sollten Salbei meiden.

Natron-Getränk bei Erkältung und Grippe

Krankheiten entstehen in einem übersäuerten Körper. Um einen ausgeglichenen Säure-Basen-Haushalt zu gewährleisten, ist dieses 3-Tage-Ritual von Vorteil.[37]

- Kaiser Natron™
- Trinkwasser
- 1 Tropfen Zitronenöl

Anwendung:

- 1. Tag: 5 x einen halben Esslöffel Natron in einem Glas Zitronenwasser aufgelöst, alle drei Stunden trinken.
- 2. Tag: 3 x einen halben Esslöffel Natron in einem Glas Zitronenwasser aufgelöst, über den Tag verteilt trinken.
- 3. Tag: 2 x einen halben Esslöffel Natron in einem Glas Zitronenwasser aufgelöst, jeweils nach dem Essen trinken.

Will man Natron in seine tägliche Ernährung einbauen, nimmt man:

- ½ TL Natron
- 1 Tropfen ätherisches Öl (Pfefferminze, Orange, Zitrone, u.a.)
- 1 Glas Trinkwasser

Anwendung:

Natron im Wasser auflösen und nach den Hauptmahlzeiten trinken.

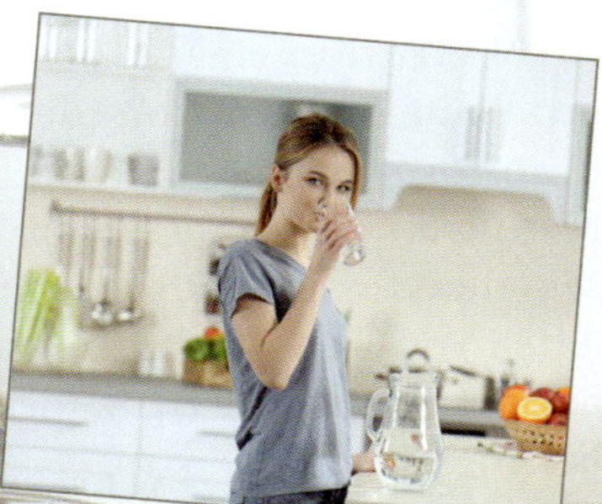

Achtung:
Um den harmonischen Säure-Basen-Haushalt nicht zu stören, sollte diese Trinkempfehlung nicht überschritten werden. Nachdem das Natronwasser speziell schmeckt, können schmackhafte ätherische Öle das Getränk nicht nur im Geschmack aufwerten, sondern gleichzeitig im Körper gute Arbeit für das Immunsystem leisten.

Kapseln mit antimikrobiellen ätherischen Ölen

- 1 Tropfen Teebaumöl
- 1 Tropfen Oreganoöl
- Reines Pflanzenöl
- Gelkapsel

Anwendung:

Zur Vorbeugung kann man täglich eine Gelkapsel (magensäureresistent) mit den ätherischen Ölen (Nahrungsmittelqualität), aufgefüllt mit Pflanzenöl, einnehmen. Wenn die Erkältung uns schon fest im Griff hat, dann nimmt man für die Dauer von einigen Tagen vorübergehend bis zu zwei Kapseln zu sich.

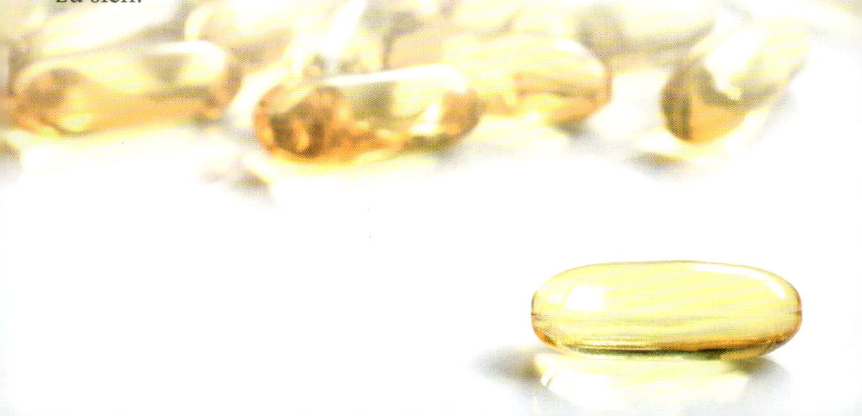

Gurgeln mit hochwirksamen ätherischen Ölen

- 2-5 Tropfen ein oder mehrerer antimikrobieller Öle wie Nelke, Zimt, Zitrone, Rosmarin oder Eukalyptus
- Lauwarmes Wasser
- 1 Trinkglas

Anleitung:

In ein Glas warmes Wasser tropft man 2-5 Tropfen eines ätherischen Öls oder einer Ölmischung und gurgelt damit. Die Anzahl der Tropfen richtet sich nach den Vorlieben des Anwenders. Manche Menschen sind sehr empfindlich und werden weniger ätherisches Öl brauchen, andere wünschen mehr.

Zum Unterschied zu einem handelsüblichen Mundwasser, das einen hohen Gehalt an Alkohol aufweist und mit Kehlkopfkrebs in Verbindung steht, verwendet man lieber reines Wasser mit ätherischen Ölen, das man sogar schlucken kann. So gelangen die ätherischen Öle dorthin, wo sie gebraucht werden, um dem Erkältungsvirus den Garaus zu machen.

Gurgeln mit Salzwasser ist ebenso ein antivirales Volksheilmittel. Man gibt einen Teelöffel Salz in ein Glas warmes Wasser. Fügt man ätherische Öle hinzu, wird die antivirale Wirkung noch um ein Vielfaches gesteigert.

Auch das **Gurgeln mit Natron** (Kaiser Natron™) ist bei Erkältungssymptomen von Vorteil, denn es ist leicht antiseptisch und wird, mit ätherischen Ölen angereichert, zu einem starken und schnellen Mittel gegen Viren und Bakterien.

Ölziehen mit ätherischen Ölen

- 1-3 Tropfen eines ätherischen Öls deiner Wahl
- 1 EL reines Pflanzenöl (Olivenöl, Sonnenblumenöl, u.a.)

Anwendung:

Man nimmt einen Esslöffel reines Pflanzenöl und fügt 1-3 Tropfen eines antimikrobiellen Öls hinzu. Diese Mischung nimmt man in den Mund und zieht das Öl einige Minuten lang kräftig durch die Zähne, bevor man diese Mischung ausspuckt. Weil das Öl nach dem Ölziehen sehr giftig ist, entsorgt man es am besten im Abfall, notfalls in der Toilette.

Ein selbstgemachter Handreiniger

- 10 Tropfen ätherisches Öl deiner Wahl (z.B. die *Antimikrobielle Ölmischung*)
- Aloe Vera Gel
- Wasser
- Glasflasche

Anleitung:

Man füllt ¼ der Glasflasche mit Aloe Vera Gel, fügt das ätherische Öl oder die Ölmischung hinzu und schüttelt kräftig, bis alles gut vermischt ist. Dann füllt man mit Wasser auf.

Beliebte Mischungen für den Handreiniger:

Eine immunstärkende Mischung:

- 1 Tropfen Zimt
- 1 Tropfen Nelke
- 2 Tropfen Eukalyptus
- 2 Tropfen Rosmarin
- 2 Tropfen Orange
- 2 Tropfen Zitrone

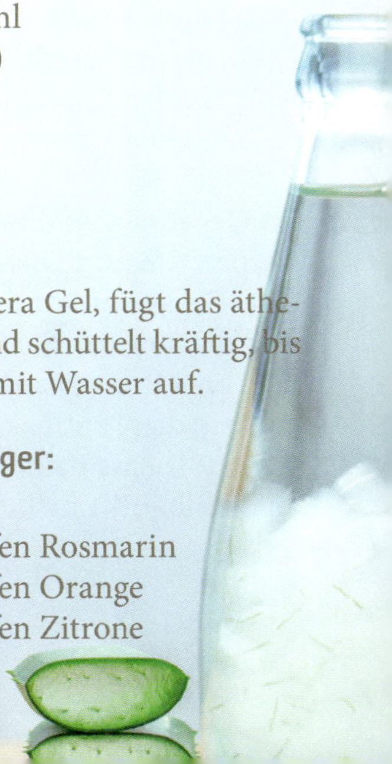

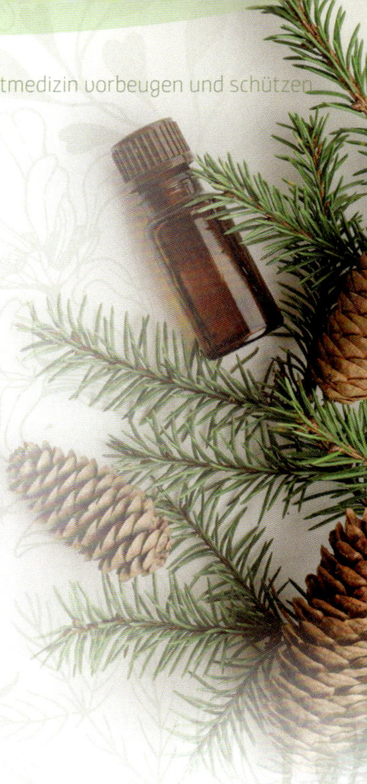

Eine Mischung zum Durchatmen:

- 2 Tropfen Kardamom
- 2 Tropfen Eukalyptus
- 1 Tropfen Pfefferminze
- 2 Tropfen Rosmarin
- 2 Tropfen Teebaum
- 1 Tropfen Zitrone

Eine Tannenwald Mischung:

- 4 Tropfen Balsamtanne
- 4 Tropfen Kiefer
- 2 Tropfen Vanille (Absolue)

Eine tröstliche Mischung:

- 3 Tropfen Weihrauch
- 3 Tropfen Myrrhe
- 2 Tropfen Sandelholz
- 2 Tropfen Vetiver

Im Gegensatz zu diesen natürlichen Handreinigern mit ätherischen Ölen sind herkömmliche antibakterielle Handreiniger eine Herausforderung und Gefahr für unser Immunsystem und die Umwelt. Sie töten nämlich alle Bakterien ab, die hilfreichen wie die krankmachenden. In den letzten Jahrzehnten wurden diese antibakteriellen Handreiniger viel zu häufig eingesetzt, sodass Bakterien dagegen immun geworden sind und auf Antibiotika nicht mehr ansprechen.

Eine schmerzstillende Ölmischung

- 30 Tropfen Balsamtanne
- 10 Tropfen Immortelle
- 5 Tropfen Pfefferminze
- 5 Tropfen Weihrauch
- 1 Tropfen Oregano

Bei Schmerzen in Knochen und Gelenken oder anderen Schmerzen wirkt diese schmerzstillende Ölmischung wohltuend. Sie ist aus fünf Einzelölen komponiert, um die chemischen Bestandteile von Phenolen, Monoterpenen und Sesquiterpenen zum Einsatz zu bringen.

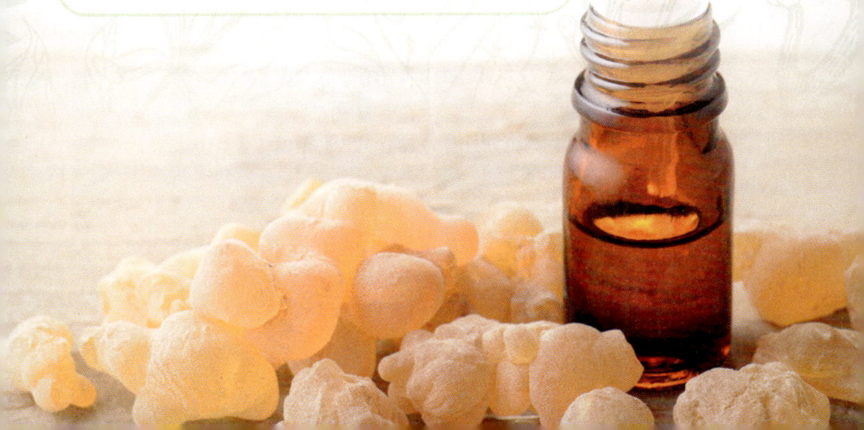

Das wärmende Ingwerbad

- 2-4 Tropfen ätherisches Ingweröl
- Milch, Sahne, Honig oder Salz zum Emulgieren
- Eventuell für die Einreibung der Füße danach je 3-4 Tropfen Wintergünöl

Anwendung:

Man gibt 2-4 Tropfen Ingweröl in Milch oder Honig. Statt Milch oder Honig eignen sich auch Meersalz, Bittersalz oder Speisenatron zum Emulgieren des Öls (denn Wasser und Öl mischt sich nicht). Oder man gibt 1-2 Esslöffel geriebenen Ingwer in ein Stoffsäckchen und setzt es dem heißen Badewasser zu.

Ein Ingwerbad heizt innerlich ein und zieht Gifte aus dem Körper. Nach dem heißen Bad in warme Decken wickeln und etwa 20-30 Minuten ruhen.

Leidet man unter kalten Füßen, ist auch ein Ingwer-Fußbad sehr zu empfehlen. Man reibt danach die Füße kräftig mit Wintergünöl ein.

Ein duftender Badezusatz

- Insgesamt 2-15 Tropfen antivirale ätherische Öle wie Basilikum, Majoran, Oregano, Salbei, Thymian oder die *Antimikrobielle Ölmischung* sowie das *Atmungsöl*, eine Mischung aus verschiedenen Eukalyptusölen
- ½-1 Tasse Meersalz, Kaiser Natron® oder ein geruchsneutrales Bade-Gel

Anleitung:

Zur Anwendung in der Badewanne mischt man Meersalz oder Kaiser Natron® mit den unterstützenden ätherischen Ölen zusammen und fügt es kurz vor dem Badevergnügen dem Badewasser zu. Statt Salz oder Kaiser Natron® kann auch Honig, Sahne oder ein geruchsneutrales Bade-Gel als Emulgator für die Öle verwendet werden.

Die Dämpfe der heilsamen ätherischen Öle steigen in die Nase auf, lockern den harten Husten und/oder öffnen die Nasennebenhöhlen, sodass das Atmen leichter fällt und die verstopfte Nase freier wird. Zudem zieht der Badezusatz Gifte aus dem Körper, und so unterstützt das dampfende Bad mit seiner wärmenden Kraft das Immunsystem.

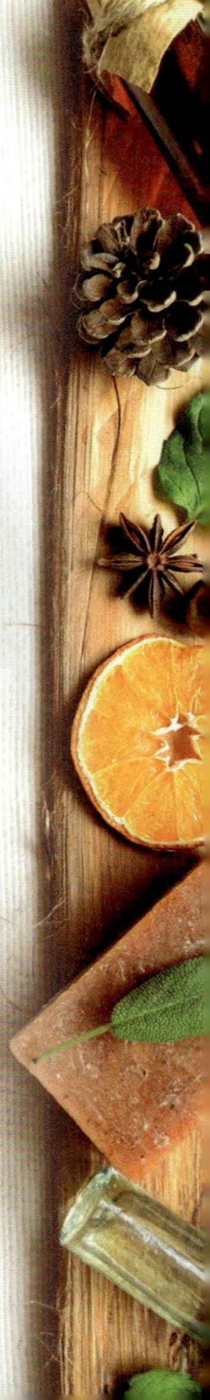

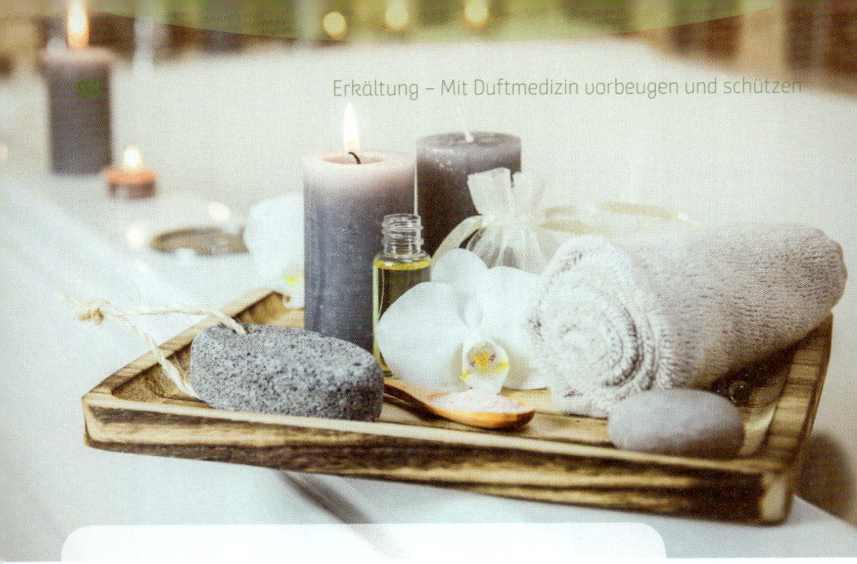

Ätherische Badezusätze
Perfekt für die Erkältungszeit

- Bergamotte
- Eucalyptus globulus
- Eucalyptus radiata
- Gewürznelke
- Kardamom
- Muskatnuss
- Orange
- Oregano
- Palo Santo
- Patschuli
- Rosmarin
- Schwarzer Pfeffer
- Wacholder
- Wintergrün
- Zedernholz
- Zimt
- Zitrone
- Zypresse

Ein heilsamer Sauna-Aufguss

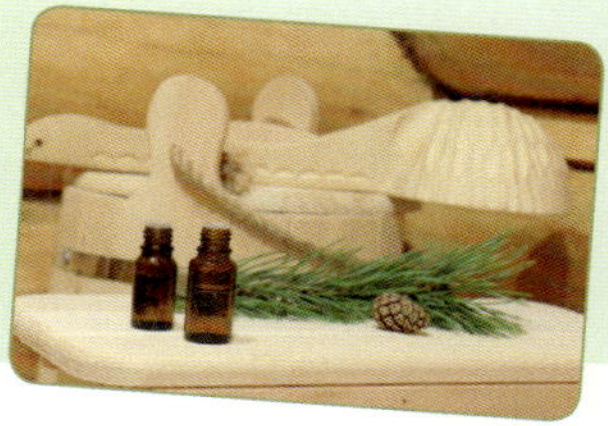

- 3-9 Tropfen eines antimikrobiellen Öls (Zimt, Nelke, Zitrone, Rosmarin, Eukalyptus, u.a.)

Anwendung:
Je nach Verträglichkeit werden 3-9 Tropfen eines antiviralen Öls oder einer Mischung daraus in den Kaltwassereimer gemischt und als belebender Sauna-Aufguss verwendet.

Die Tropfenanzahl

Es obliegt der eigenen Verantwortung und dem gesunden Menschenverstand, die richtige Tropfenanzahl der ätherischen Öle für sich und seine Umstände zu wählen. Ist der Sauna-Aufguss zu stark, dann war die Tropfenanzahl zu viel, und man verdünnt mit mehr Wasser. Sind Kinder mit von der Partie, dann nimmt man natürlich weniger ätherisches Öl, weil sie empfindlicher sind.

Ein guter Ratschlag: Fange mit wenig Öl an. Oft genügt schon ein Tropfen. Du kannst immer noch mehr Öl hinzufügen. Die Tropfenangaben in diesem Praxis-Ratgeber sind so gewählt, dass sie alle Altersgruppen und Empfindsamkeiten möglichst abdecken. Ist dir die Tropfenanzahl viel zu wenig, dann steigere sie. Jeder Mensch ist anders, und jeder Mensch kennt sich selbst am besten.

Jede Anwendung mit ätherischen Ölen muss für dich angenehm sein!

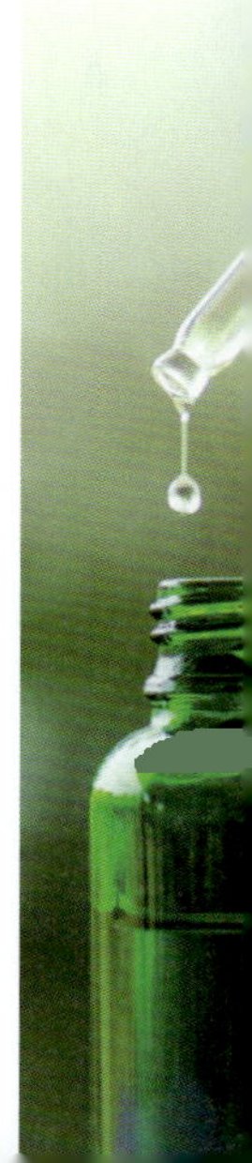

Badekugeln für das Erkältungsbad oder die Dusche

- 2 Tassen Kaiser Natron™ oder Speisenatron
- 1 Tasse Zitronensäure
- 2 EL Wasser
- 1 EL Pflanzenöl
- 30+ Tropfen ätherisches Öl (Eukalyptus, Rosmarin, Salbei, u.a.)

Anleitung:

In einer Schüssel mischt man die trockenen Zutaten zusammen. In einer separaten kleinen Schüssel mischt man Wasser, Pflanzenöl und das ätherische Öl zusammen. Nun wird die Öl-Wasser-Mischung tropfenweise dem Natron beigefügt und jedes Mal gut umgerührt (oder man verwendet einen Mixer). Mit der Hand oder mit einem Eiskugellöffel formt man etwa 5 cm große Kugeln, setzt sie auf einen Teller und lässt sie zwölf Stunden lang trocknen, bevor man sie verwendet.

Für das Duscherlebnis legt man eine Badekugel in die Dusche nahe zu den Füßen und genießt das aromatische Erlebnis, wenn das warme Wasser die Düfte des ätherischen Öls aufsteigen lässt. Im warmen Badewasser sprudelt die Badekugel leise vor sich hin und gibt die aromatischen Düfte frei zur Freude und Entspannung des Badenden.

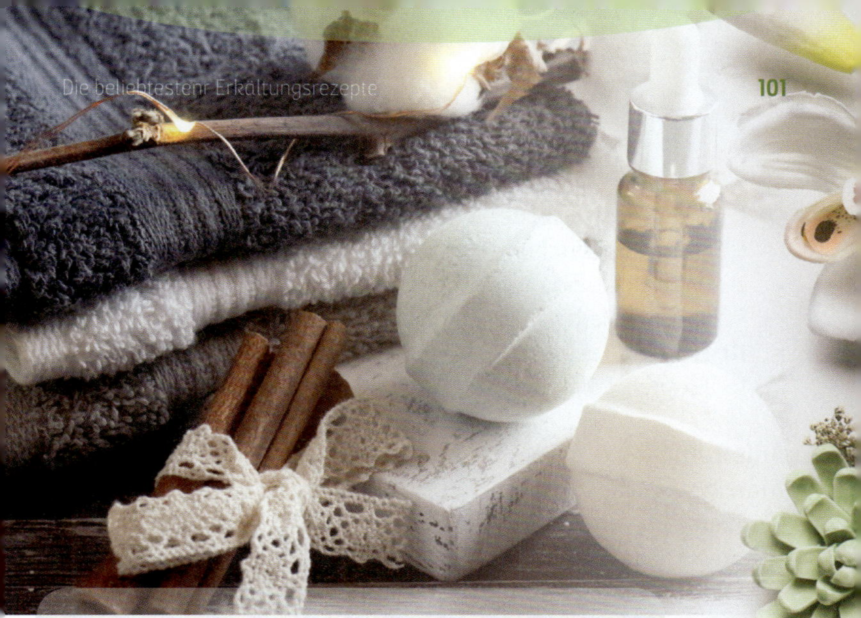

Hier sind einige Badekugel-Duftvorschläge:

Nimm 30 Tropfen von einem der angeführten ätherischen Öle:

- *Eucalyptus radiata* zur Erfrischung
- Salbei bei Husten
- Rosmarin bei Schnupfen
- Wintergrün für Wärme
- Zimt und Nelke für die Erkältung
- Lavendel zur Beruhigung

Lavendel-Haferflocken Bad

- 1 Tasse Bittersalz oder Meersalz
- 1 Tasse Haferflocken
- ½ Tasse Backsoda oder Kaiser Natron™
- 5 Tropfen Weihrauch
- 10 Tropfen Teebaum
- 15 Tropfen Lavendel

Anleitung:

Man mahlt die Haferflocken zu feinem Mehl mittels einer Kaffeemühle oder Küchenmaschine. Dann mischt man alle Zutaten zusammen, bis die Öle gleichmäßig verteilt sind.

Diese Mischung wird in einem Glasbehälter mit Schraubverschluss aufbewahrt. Für ein Bad benötigt man eine Tasse davon.

Man kann diese Hafermischung auch in einen Socken oder in ein Säckchen füllen, um die im Wasser schwimmenden Haferflocken zu reduzieren.

Dieses Lavendel-Haferflockenbad ist sanft zur Haut und sehr beruhigend.

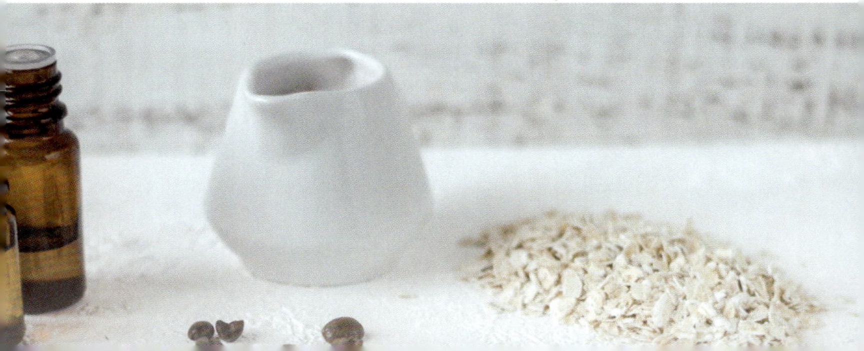

Das Dispersionsbad

In seinem Buch *Heilkunde der Ätherischen Öle* beschreibt Thomas von Rottenburg die vielen Vorzüge eines Dispersionsbads. Das Dispersionsbad ist eine von Werner Junge 1937 entwickelte Therapie[38], die mittels eines Apparates feinst zerstäubtes Öl in das Badewasser bringt.

Dr. G. Heinrich erklärt: „Aufgrund der Strömungsgesetze umschließen sich feinste Wassertröpfchen hauchdünn mit Öl, das eine tausendfache Oberflächenvergrößerung erfährt und so über lange Zeit im Wasser gebunden bleibt. Das Öl legt sich als wärmende Hülle um den Körper und entfaltet dabei seine volle Wirkung. Eine unabhängige Studie belegt, dass die Haut in einem Öldispersionsbad zwei- bis dreimal mehr Inhaltsstoffe aufnimmt als in einem gewöhnlichen Ölbad.

Das Jungebad-Öl-Dispersionsgerät[39] kann man ganz einfach zu Hause nutzen – wann immer man will. Ob zur Therapie chronischer Erkrankungen, als kleine Hausapotheke, bei der winterlichen **Grippe**, nach sportlicher Höchstleistung oder einfach zur Erholung im eigenen Badezimmer für Körper, Geist und Seele."

Nach dem Bad ruht man, fest eingehüllt in warmen Decken, für etwa 30 Minuten.

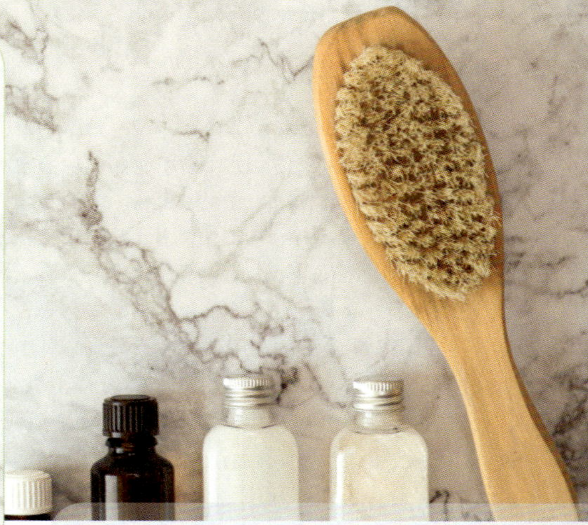

Die Bürstenmassage

Neben dem Öldispersionsbad ist die zusätzliche Unterwasser-Bürstenmassage für Körper und Geist eine Wohltat. „Eine kräftige, dynamische Bürstenmassage wirkt kräftigend und belebend. Eine ruhige, sanfte Bürstenmassage hingegen führt den Badegast zu Ruhe und Entspannung. Die Wirkung ist kreislaufanregend, durchblutungsfördernd und blutdruckregulierend."[40]

Der duftende Erkältungsbalsam

Rezept von Michaela Wampl „mein Sein – einfach ich"

- 30 g Sheabutter
- 10 g Kokosöl
- 5 g Bienenwachs
- 40 g MCT-Öl*
- 10 Tropfen Kiefer
- 10 Tropfen Myrte
- 10 Tropfen Eukalyptus (z.B. *E. globulus* oder *E. radiata* oder eine Mischung davon)

---

* Reines MCT-Öl aus Kokosöl ist farblos bis gelblich, neutral in Geruch und Geschmack und wird als pflanzliches Öl deklariert. Man erhält es in Reformhäusern. MCT steht für medium-chain triglycerides, zu Deutsch Mittelkettige Triglyceride – MKT.

Zubereitung:

Sheabutter, Kokosöl und Bienenwachs im Wasserbad einschmelzen. Das MCT-Öl und die ätherischen Öle dazugeben, gut verrühren und sofort in ein gereinigtes trockenes Glas umfüllen, abkühlen lassen und erst danach verschließen.

Anwendung:

Auf die Brust auftragen und einen Dunstwickel machen.

Heilsames duftendes Hautserum

Dieses einfache Serum mit dem warmen, erdenden Aroma ist ausgezeichnet für die strapazierte Haut. Mit seinem Duft beruhigt es auch die Sinne und schenkt Wärme und Wohlbefinden, besonders wenn wir uns von einer Erkältung erholen. Dieses Serum kann eine wunde, rote Nase pflegen, spröde Lippen befeuchten oder der heißen Stirn etwas Kühlung bieten.

- 100 ml Aloe Vera Gel
- 100 ml Bio-Kokosöl
- 15 Tropfen Copaiba
- 10 Tropfen Weihrauch
- 10 Tropfen Myrrhe

- Küchenmaschine oder Mixer
- Vorratsbehälter aus Glas

Anwendung:

Das Aloe Vera Gel, das Kokosöl und die ätherischen Öle in einer Küchenmaschine oder einem Mixer glattrühren, in Vorratsbehälter aus Glas oder in Salbentiegel füllen und an einem kühlen Ort aufbewahren.

Täglich morgens, abends oder auch zwischendurch auf die Problemhaut auftragen. Der Duft dieses Hautserums ist betörend!

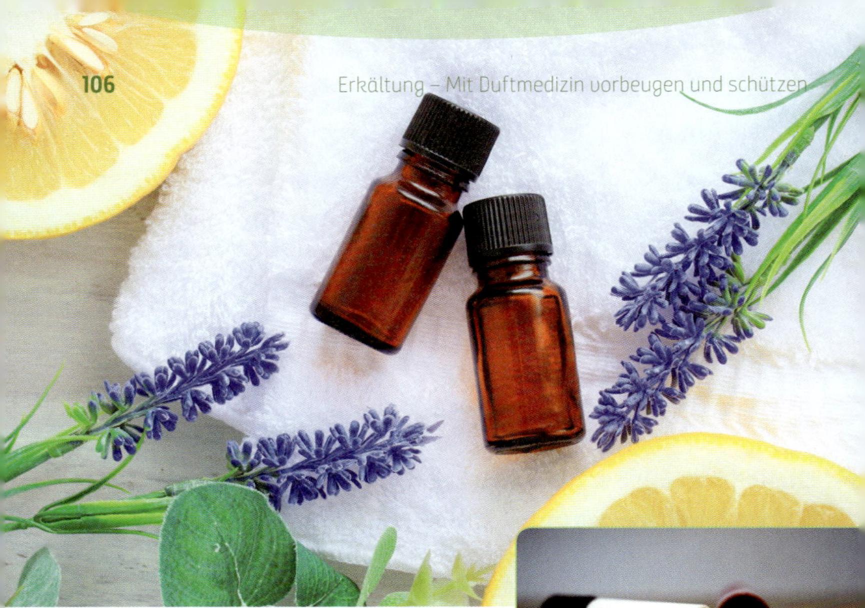

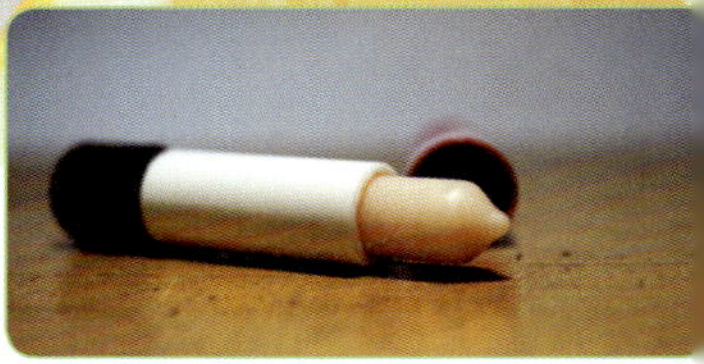

Lippenbalsam für spröde Lippen

- ¼ Tasse Bienenwachs (gerieben)
- ½ Tasse Sheabutter
- ½ Tasse Bio Kokosöl
- 10-15 Tropfen ätherisches Öl (Eukalyptus, Teebaum, Orange, Lavendel, u.a.)

Anwendung:

Über einem Doppelkessel unter ständigem Rühren wird die Sheabutter, das Kokosöl und Bienenwachs geschmolzen. Man lässt die Mischung leicht überkühlen, bevor man die ätherischen Öle untermischt und gut verrührt. Die Masse wird in vorbereitete Lippenstiftformen gefüllt (etwa mit einer Spritze) und kühl gestellt. Erst nach dem Erkalten verschließen.

Zur Lippenpflege eignen sich auch **Myrrhe, Weihrauch, Copaiba** und andere duftende Favoriten.

Rezept für Kakao-Bodybutter

Besonders Kinder werden diese zart cremige Kakaobutter-Creme lieben, die in der Krankheit Trost spendet und nach Schokolade duftet und ätherische Öle spielerisch in den Körper bringt! Aber dieses Rezept schenkt jeder Haut – ob jung oder alt – Feuchtigkeit und macht sie zart und geschmeidig, dank reichhaltiger Kakaobutter und Kokosöl. Die Creme lässt sich einfach auftragen und fühlt sich leicht an.

- 200 g Bio Kokosöl
- 200 g feste Bio Kakaobutter (keine Lotion benutzen)
- 15 Tropfen eines ätherischen Öls (Zedernholz, Lavendel oder Weihrauch)

Anleitung:

Kokosöl und Kakaobutter bei mittlerer Hitze schmelzen. In eine Schüssel geben und abkühlen lassen. Die ätherischen Öle einrühren und mit einem elektrischen Handmixer zirka zehn Minuten lang rühren, bis die Creme Spitzen macht. In verschließbare Behälter füllen und bei Raumtemperatur aufbewahren, um die cremige Konsistenz zu bewahren. In die trockene Haut einmassieren.

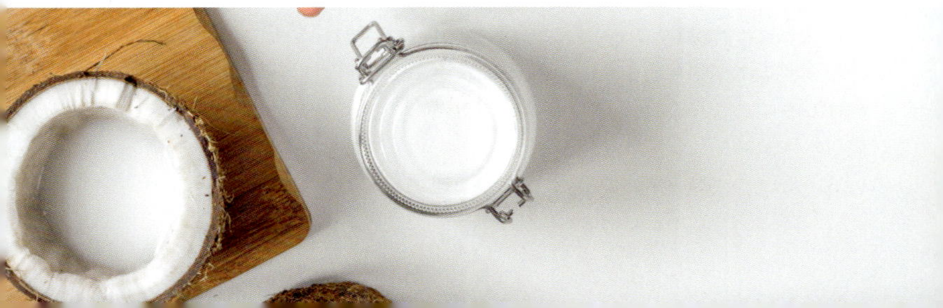

Weihrauch zur Unterstützung des Immunsystems

Schon im Altertum wurde das universelle Weihrauchöl vom ‚Schädelbruch bis zur gebrochenen Zehe' für alles verwendet, natürlich auch für Erkältungskrankheiten.

Ein Weihrauchöl – viele Anwendungen

- Atme das Weihrauchöl tief ein, entweder aus dem Fläschchen oder mittels eines Aroma-Diffusers, um Ruhe zu finden und vom Alltagsstress abzuschalten.
- Das Immunsystem wird es dir danken, denn Stress stellt für das Immunsystem eine starke Belastung dar. Stresshormone wie Adrenalin oder Cortisol wirken sich negativ auf die Durchblutung und die Immunabwehr aus.
- Das Weihrauchöl nimmt uns in lichte Höhen mit, wo wir neuen Mut und neue Kraft schöpfen können. Das Immunsystem hängt für seine starke Immunabwehr von einem stressfreien Lebensstil ab.
- Ein Tropfen Weihrauchöl, in den Tee gemischt, schenkt einen balsamischen Geschmack. Gleichzeitig kann das Öl in den Körper gelangen, um seine innewohnenden Kräfte zu entfalten, Viren zu bekämpfen und den Genesungsprozess voranzutreiben.
- Ein Tropfen Weihrauch in das Dampfbad, das beruhigende Fußbad, die nächtliche Gesichtscreme, das Fußmassageöl – wie immer verwendet, unterstützt Weihrauch unseren Körper, die Gefühle und den Geist.

Zäpfchen bei Erkältungen

„Das Immunsystem sitzt im Darm", heißt es, und tatsächlich finden sich bis zu 80% unserer Immunzellen im Darm, um uns vor Krankheitskeimen zu schützen.

Hast du gewusst?

- **Der Darm hat eine Oberflächenausdehnung von unglaublichen 400 m².**
- **Bis zu 80% unserer Immunzellen befinden sich im Darm.[41]**
- **Im Darm des Menschen leben etwa 100 Billionen Bakterien.[42]**

Ätherische Öle, die direkt in den Darm gelangen, haben oft eine unglaublich rasche Wirkung, Krankheitskeime zu eliminieren und das Immunsystem im Darm zu stärken und zu unterstützen.

- Gelatine Leerkapseln
- 3+ Tropfen eines antimikrobiellen Öls oder einer *Antimikrobiellen Ölmischung*
- Reines Pflanzenöl zum Auffüllen der Kapsel

Anwendung:

Nach Absprache mit dem Gesundheitsexperten füllt man die Leerkapsel mit 3 Tropfen eines antimikrobiellen ätherischen Öls und füllt die Kapsel mit reinem Pflanzenöl (etwa Olivenöl) auf. Über Nacht als Zäpfchen im Körper wirken lassen. Man beginnt langsam, etwa mit 3 Tropfen eines ätherischen Öls.

Natürlich können Zäpfchen mit Kokosfett und den ätherischen Ölen vermischt kühl gelagert werden. Aber für eine schnelle und unkomplizierte Herstellung genügen auch Gelatinekapseln.

- Für Zäpfchen kann man leicht lösliche Gelatinekapseln verwenden.
- Für Kapseln zum Schlucken sind magenresistente Leerkapseln angeraten.

Fieber? Pfefferminzöl!

Fieber ist das Werkzeug des Immunsystems, um den Körper zu heilen. Daher sollte man mit Bedacht herangehen, um das Fieber zu senken.

- 1-4 Tropfen ätherisches Pfefferminzöl
  (für Erwachsene unverdünnt, für Kinder siehe rechts)

Anwendung:

Man reibt die Fußsohlen mit Pfefferminzöl ein. Dieses starke und kühlende Öl hilft dabei, das Fieber auf natürliche Weise zu senken. Es hat die Fähigkeit, die Temperatur aufgrund der Kühlwirkung der chemischen Wirkstoffe Menthol und Menthon im Pfefferminzöl zu senken. Es hat auch eine angenehm kühlende Wirkung auf der fiebrigen Stirn und ist zugleich antimikrobiell tätig. Man reibt einen Tropfen in den Nacken, auf Stirn und Schläfen.

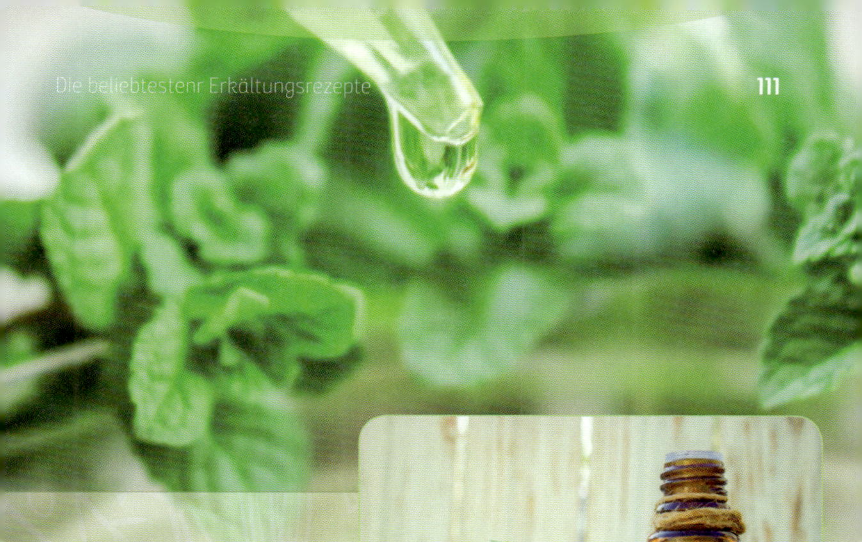

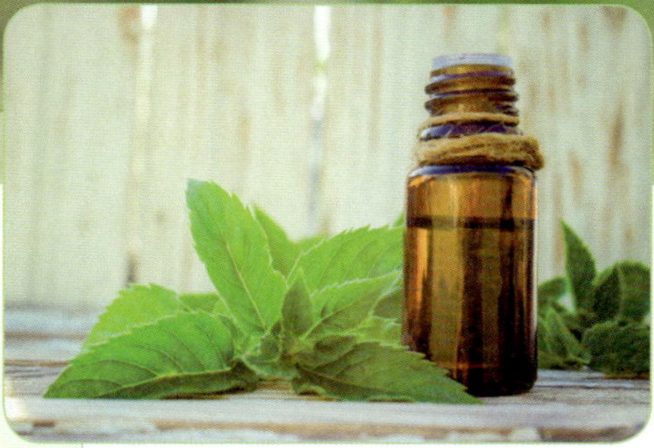

Achtung:
Nicht in die Augen bringen. Für kleine Kinder wird Pfefferminzöl wegen seiner atemberaubenden Schärfe NICHT verwendet.

Bei kleinen Kindern kann man stattdessen ein lauwarmes Tuch mit einem Tropfen ***Eucalyptus radiata*** (Eine Tasse lauwarmes Wasser, ein Tropfen *Eucalyptus radiata*) um Füße und Knöchel wickeln. Auch das Einreiben mit verdünntem Pfefferminzöl (zwei Tropfen Pfefferminzöl, ein Teelöffel Massageöl) auf dem Rücken wird als kühlend und angenehm empfunden.

Ätherische Öle bei Fieber:

Das Atmungsöl (Eukalyptusöle), Balsamtanne, Grüne Minze, Ledum, Lavendel, Pfefferminze

Wähle ein oder zwei Öle aus der Liste. Du brauchst nicht alle Öle, um Erfolge zu erzielen. Du kannst die Öle auch tageweise abwechseln.

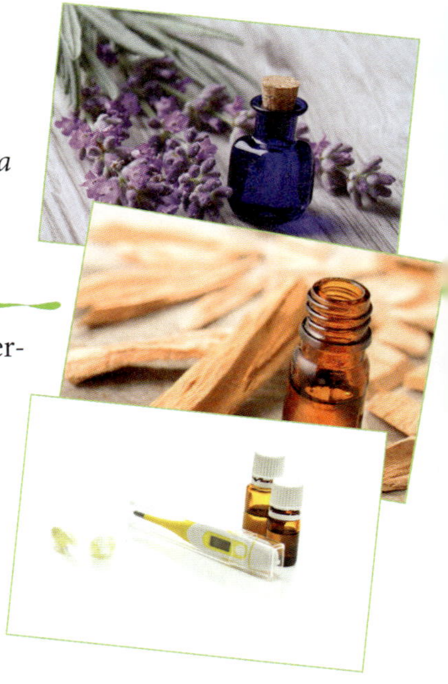

Ein Fieber Rezept:

- 10 Tropfen Lavendel
- 8 Tropfen Pfefferminze
- 3 Tropfen *Eucalyptus radiata*
- 3 Tropfen Sandelholz
- 1 Tropfen Rosmarin

Anwendung:

50:50 mit reinem Pflanzenöl verdünnen und auf Stirn, Schläfen und Nacken reiben;

In Reismilch 1-3 Tropfen langsam trinken oder in Kapseln einnehmen;

Sirup: 1-3 Tropfen Ölmischung in ein kühles Glas Wasser einrühren und langsam trinken;

Inhalation mehrmals täglich.[43]

Fieberblasen

Herpes simplex ist eine virale Infektion mit schmerzhaften Blasen an der Lippe. Beim ersten Anzeichen einer Fieberblase gibt man eine ganz kleine Menge (Wattestäbchen) der ***Antimikrobiellen Ölmischung*** unverdünnt direkt auf das Fieberbläschen – nicht auf die umliegende Haut, die sich sonst röten könnte – um den Virus sofort zu stoppen. Das wiederholt man mehrmals am Tag.

Auch **Immortelle** oder **Lavendel** eignen sich gut dafür sowie **Bergamotte, Copaiba, *Eucalyptus radiata*, Teebaum** oder **Nelke**. Je früher man eine aufkeimende Fieberblase bemerkt und behandelt, desto schneller ist das Problem behoben. Oft kommt es dann gar nicht mehr zu einer unschönen eitrigen Fieberblase.

Es gibt zahlreiche wissenschaftliche Veröffentlichungen zur antiherpetischen Wirkung von ätherischen Ölen.[44]

Es folgen sieben Anregungen für ein gesundes, erkältungsfreies Leben:

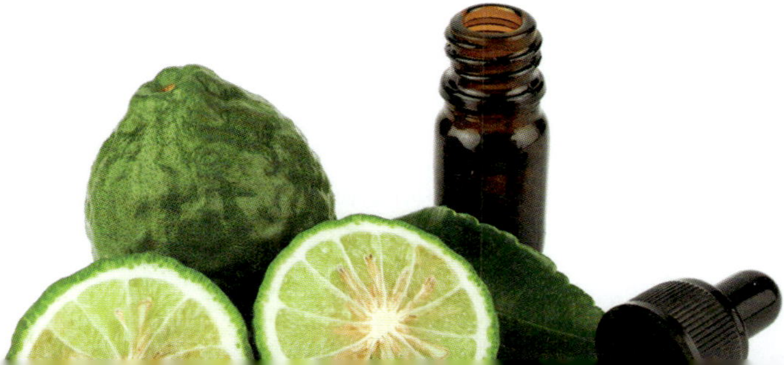

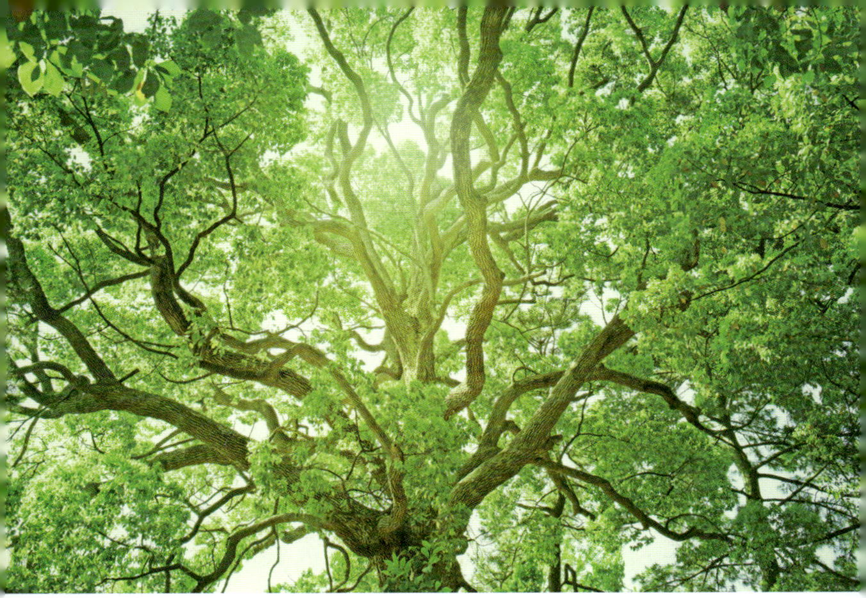

7 kleine Lebensregeln für deine Gesundheit

Wie du im Winter weniger oft krank wirst

Dein Lebensstil nimmt Einfluss auf deine Gesundheit:[45]

- **Sei positiv**, denn positive Menschen werden weniger oft krank als Pessimisten.
- **Liebe das Leben!** Menschen, die gerne kuscheln und engen körperlichen Kontakt pflegen, werden ebenfalls weniger häufig krank.
- **Lache viel**, sei glücklich, denn Lachen hält gesund!

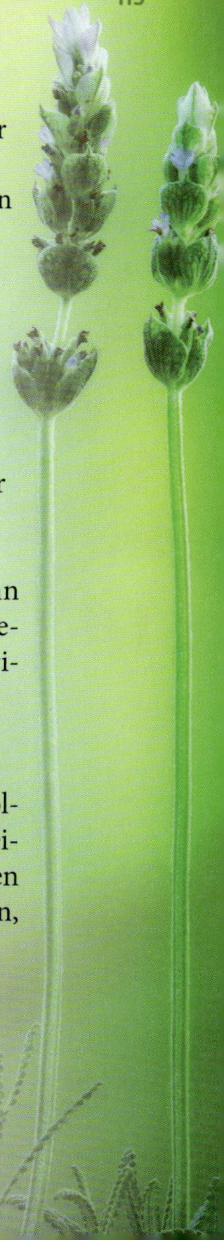

- **Meditiere**, dann hast du eine bessere Chance, gesund zu bleiben! Meditation kann die Gefahr einer Erkrankung um mehr als ein Drittel reduzieren und vor akuten Infektionskrankheiten schützen.[46]

- **Iss gesund!** Obst und Gemüse sind reich an ätherischen Ölen!

- **Geh in die Natur**, denn naturliebende Menschen sowie Hundehalter werden weniger oft krank. Atme die Düfte der Wiesen und Wälder ein, hole tief Luft und mache Bewegungen.

- **Meide Stress** unter allen Umständen, denn Stress macht krank. Massagen, Bäder, Sauna-Besuche und der Duft der hochwirksamen ätherischen Öle beruhigen und lindern Stress.

Nun lege ich dir die Geschenke der geheimnisvollen und **lebensspendenden ätherischen Öle** in deine Hände, die eine liebende Macht in die Pflanzen gelegt hat, um dich und deine Lieben zu schützen, zu trösten und zu stärken.

Entdecke und nutze diese Geschenke der Natur!

Deine Maria

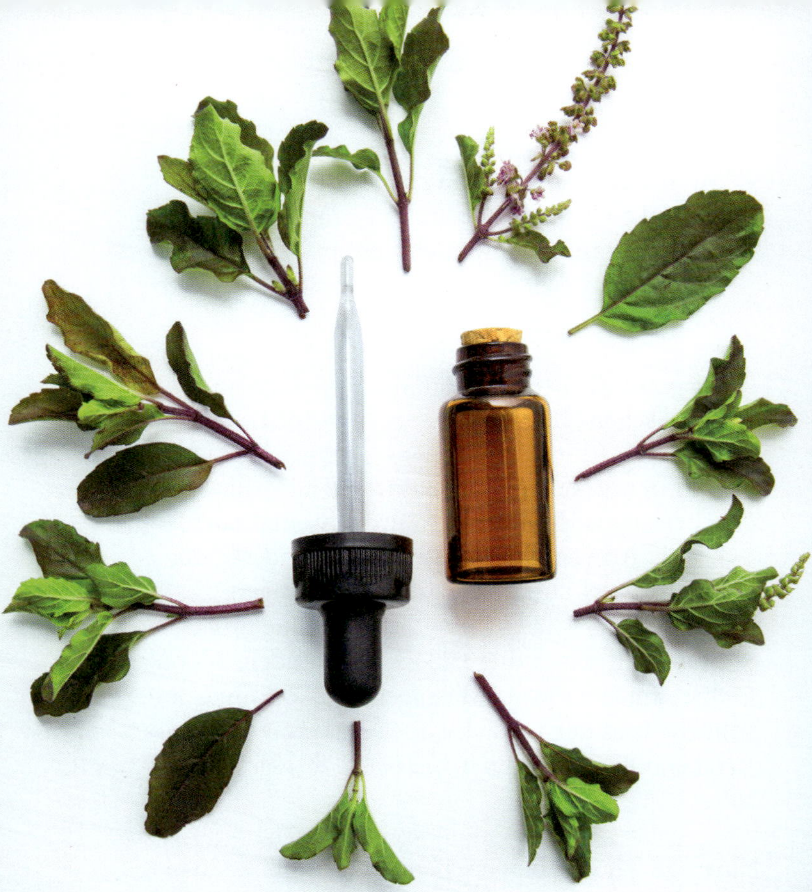

Die Wahrheit ist niemals verborgen.
Sie ist immer für die Seele verfügbar,
die den nächsten Schritt machen möchte.

Harold Klemp, Truth Has No Secret

Anhang

Richtlinien zur **sicheren** Anwendung ätherischer Öle

Ätherische Öle und die Haut

Bei der Verwendung ätherischer Öle sollte immer eine Flasche mit reinem Pflanzenöl griffbereit sein. Bei Hautirritationen können damit sofort die ätherischen Öle mit Pflanzenöl verdünnt und gemildert werden. Im Notfall verwendet man Speiseöl aus der Küche.

Es genügen 1-2 Tropfen eines ätherischen Öls für eine Anwendung. Je mehr es verdünnt wird, desto milder und für die empfindliche Haut verträglicher ist es. Man vermeidet das direkte Auftragen sogenannter 'heißer' Öle wie Oregano, Zimt und Nelke auf die Haut oder verdünnt diese Öle besonders stark.

Richtlinien zur Verdünnung ätherischer Öle für Babys, Kinder und empfindliche Personen			
Milliliter		Esslöffel	
0,5%	3 Tropfen ÄÖ per 30 ml Pflanzenöl	0,5%	1 ½ Tropfen ÄÖ per EL Pflanzenöl
1%	6 Tropfen ÄÖ per 30 ml Pflanzenöl	1%	3 Tropfen ÄÖ per EL Pflanzenöl

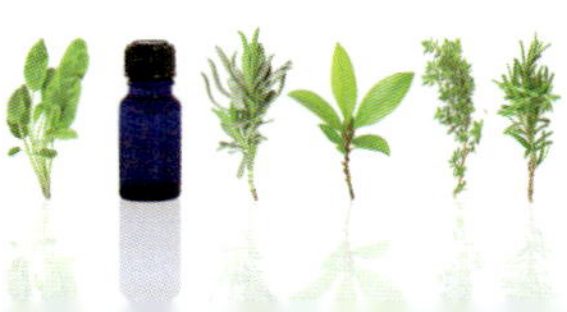

Wie bekommt man ½ Tropfen ätherisches Öl? Man steckt einen Zahnstocher in das Ölfläschchen und rührt ihn in das reine Pflanzenöl oder in Speisen ein.

Augen und Ohren schützen

Man vermeidet den Kontakt mit Augen oder empfindlichen Hautstellen. Wenn ein ätherisches Öl in die Augen gelangt, sollte es *nicht* mit Wasser, sondern mit reinem Pflanzenöl behandelt werden. Ätherische Öle werden *nicht* direkt in den Ohrkanal gegeben.

Auf Allergieanfälligkeit testen

Bei Neigung zu allergischen Reaktionen sollte man immer zuerst eine geringe Menge eines ätherischen Öls an der Innenseite des Unterarmes oder in der Armbeuge austesten, bevor die Öle auf andere Körperstellen großflächig aufgetragen werden.

Die sicherste Anwendung: Fußsohlen

Die Fußsohlen sind eine der sichersten und effektivsten Körperstellen, an denen Öle aufgetragen werden können. Wenn man nicht weiß, wo ein ätherisches Öl angewandt werden soll, dann bieten sich immer die Fußsohlen an. Das Öl, auf die Fußsohlen aufgetragen, geht direkt über die Blutbahn zu der Stelle im Körper, wo es gebraucht wird.

Direkte Sonnenbestrahlung und Zitrusöle

Zitrone, Bergamotte, Limette und andere Zitrusöle können eine Hautreaktion oder Pigmentierung hervorrufen, wenn die Haut nach dem Auftragen dieser ätherischen Öle dem Sonnenlicht oder UV-Bestrahlung ausgesetzt wird. Daher sollte man die Haut mindestens 24 Stunden lang nach dem Auftragen eines Zitrusöls vor direkter Bestrahlung schützen. Um Zitrusöle dennoch zu nützen, könnte man sie auf die Fußsohlen auftragen.

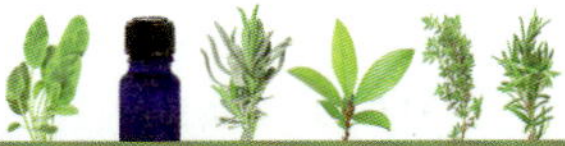

Photosensitive ätherische Öle:		
Angelika	Bergamotte	Bitterorange
Grapefruit	Limette	Zitrone
Petitgrain	Raute	Kümmel

Kinder und ätherische Öle

Man bewahrt ätherische Öle außerhalb der Reichweite von Kindern auf. Obwohl und weil Kinder ätherische Öle lieben, sollten wir bei der Anwendung besondere Aufmerksamkeit walten lassen. Für Kinder sollten ätherische Öle immer mit reinem Pflanzenöl stark verdünnt werden. Öle, die einen hohen Mentholgehalt aufweisen, wie etwa Pfefferminze, dürfen bei Kindern unter sieben Jahren nicht im Halsbereich angewendet werden, damit es nicht zu Atemnot kommt. Besonders milde Öle für Kinder sind Teebaum und Elemi. Mandarine ist ein Öl, das Kinder absolut lieben.

In der Schwangerschaft

Frauen, die ätherische Öle gerade erst kennenlernen, sollten während der Schwangerschaft keine Experimente mit ätherischen Öle machen. **Ätherische Öle wirken mitunter reinigend, eine Eigenschaft, die man während der Schwangerschaft nicht unbedingt wünscht.**

Außerdem besitzen sie eine hormonähnliche Wirkung, unter anderem Muskatellersalbei, Salbei, Rainfarn, Wacholder und Fenchel. **In der Schwangerschaft sollte man prinzipiell immer vor der Anwendung ätherischer Öle mit dem behandelnden Arzt sprechen.**

Körperliche Beschwerden

Bei Krampfanfällen, Epilepsie und hohem Blutdruck sollte man vor der Anwendung ätherischer Öle immer mit dem behandelnden Arzt sprechen. **Ysop**, **Fenchel**, **Rainfarn** oder **Salbei** sollten dann **nicht** verwendet werden.

Ein Emulgator für ätherische Öle

Ätherische Öle sollten nicht unverdünnt direkt ins Badewasser gegeben, sondern immer vorher mit einem natürlichen Bade-Gel, mit Salz, Honig oder Sahne zum Emulgieren vermischt und so verwendet werden. Dabei setzt man das ätherische Öl erst kurz vor dem Baden dem Badewasser zu, damit durch die Wärme das ätherische Öl seine volle Wirkung entfalten kann und nicht vorzeitig verdampft. Das Emulgieren ist deshalb notwendig, weil sich die ätherischen Öle mit Wasser nicht verbinden und deshalb an der Oberfläche schwimmen.

Ätherische Öle und unsere Haustiere

Mensch, Tier und Pflanze sind „aus demselben Stoff" gemacht. Daher profitieren auch Haustiere von ätherischen Ölen. Weil Tiere einen viel ausgeprägteren Geruchssinn haben, müssen ätherische Öle je nach Größe des Tieres extrem stark verdünnt werden. Synthetisches Teebaumöl kann für Katzen tödlich sein. Daher achtet man unbedingt auf die Qualität der verwendeten Öle.

Aufbewahrung ätherischer Öle

Die Öle sollten immer fest verschlossen und lichtgeschützt in dunklen Glasfläschchen bei Zimmertemperatur aufbewahrt werden. So können ätherische Öle ihre Kraft über viele Jahre bewahren. Wurde ein Ölfläschchen einmal im heißen Auto vergessen, sollte es nicht geöffnet werden. Die kostbaren Lebensessenzen würden sich dadurch verflüchtigen. Man lässt es vor dem Öffnen auf Raumtemperatur abkühlen.

Während dampfdestillierte Öle nahezu unbegrenzt haltbar sind, haben Ölmischungen mit einem Pflanzenöl-Anteil eine kürzere Lebensdauer, obwohl die ätherischen Öle die Lebensdauer des Pflanzenöls stark verlängern. Kalt-gepresste Zitrusöle sind nach dem Öffnen des Fläschchens etwa ein Jahr lang haltbar und werden dann ranzig.

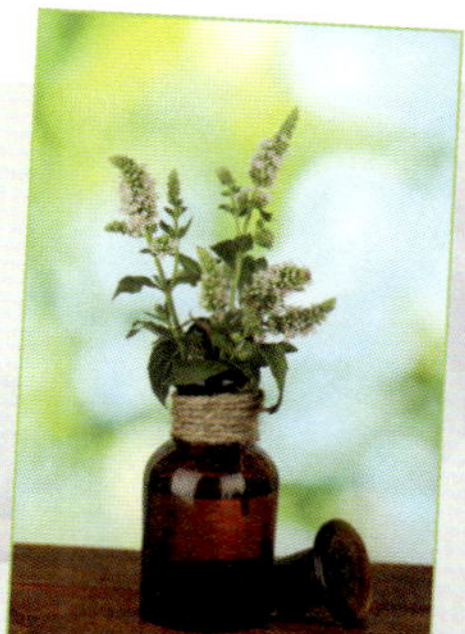

Wichtig ist die Qualität ätherischer Öle

Achtung:

Es gibt viele ätherische Öle am Markt. Manche sind gesundheitsschädigend, weil sie mit synthetischen Zusätzen verfälscht oder gar 100%ig synthetisch hergestellt werden. Manche sind wohlmeinend destilliert, operieren aber ohne den wissenschaftlichen Hintergrund und die notwendigen Analysen, die chemische Rückstände im fertigen Öl aufdecken würden. Daher sind diese ätherischen Öle für den bewussten Öle-Anwender wertlos. Suche nach ätherischen Ölen, die nach therapeutischem Standard hergestellt und die „Natur pur" sind! Im Zweifelsfall frage nach.

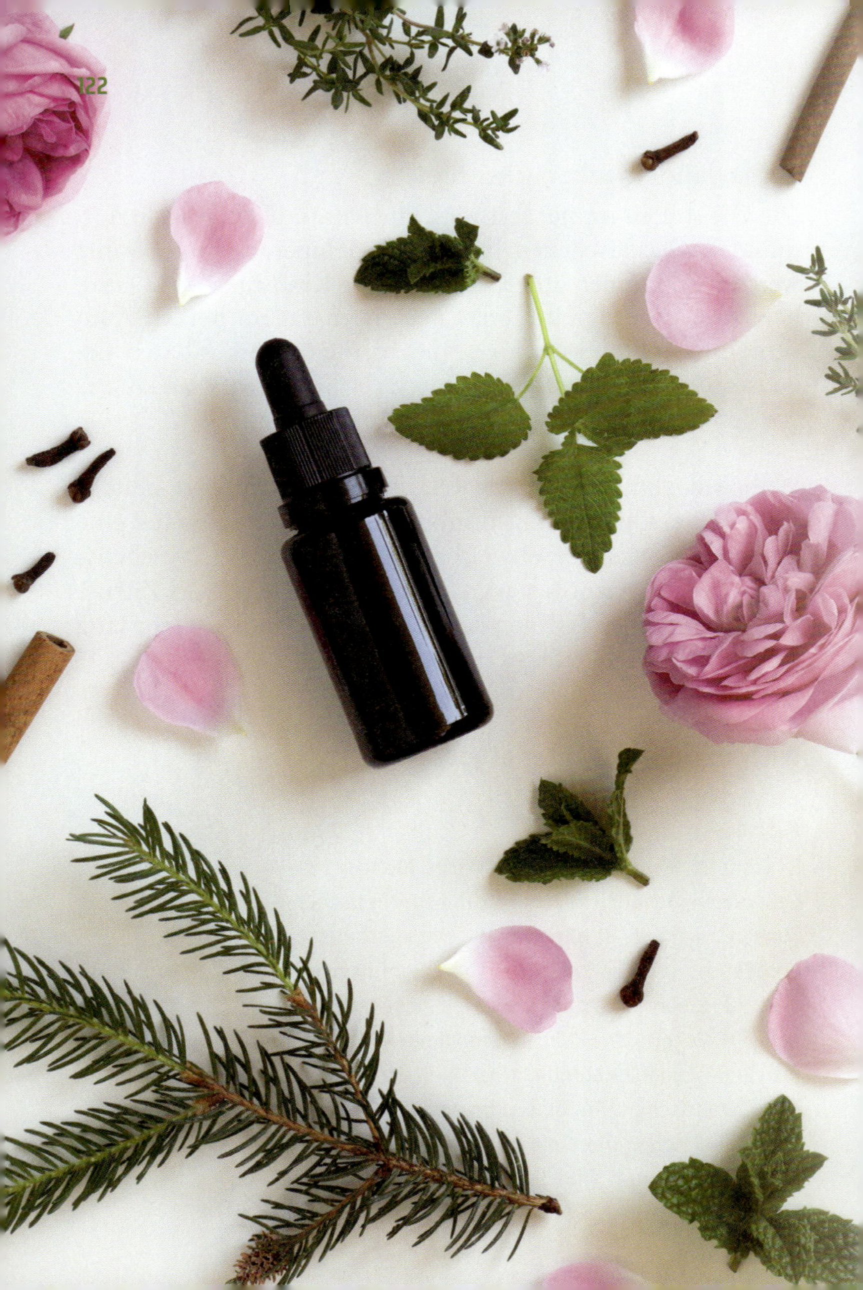

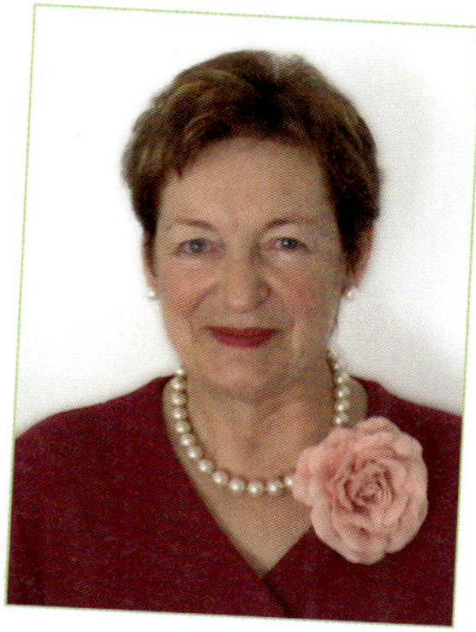

Die Autorin

Maria L. Schasteen ist ärztlich geprüfte Aromapraktikerin und schaut auf eine über zwanzigjährige Erfahrung mit ätherischen Ölen zurück. Sie ist Autorin unzähliger Therapeuteninformationen und trainiert weltweit ein Team von Gleichgesinnten in der Anwendung hochwirksamer ätherischer Öle. Sie ist Inhaberin der Firma *Secrets of Nature* und bringt auf ihrer Autorenseite Homepage, in Facebook sowie auf LinkedIn regelmäßig inspirierende Beiträge zum Thema *Aromatherapie*.

www.mariaschasteen.com

Anmerkungen

1 https://www.mariaschasteen.com/reine-oele
2 http://jass.neuro.wisc.edu/2018/01/601_12.pdf
3 David Stewart, The Chemistry of Essential Oils Made Simple
4 David Stewart, The Chemistry of Essential Oils Made Simple
5 *Psychoneuroendocrinology.* 2008 Apr;33(3):328-39.
6 M. Viuda-Martos, et al., Antibacterial Activity of Lemon (Citrus Limon L.), Mandarin (Citrus reticulata L.), Grapefruit (Citrus paradisi L.) and Orange (Citrus sinensis L.) Essential Oils, Article first published online: 22 Oct 2008. DOI: 10.1111/j.1745-4565.2008.00131.x
7 Serafino et al., Stimulatory effect of Eucalyptus essential oil on innate cell-mediated immune response. BMC Immunol. 2008
8 https://pubs.acs.org/doi/abs/10.1021/np400872m
9 Ueno-Ido et al., Life Sciences, 108, 109-115. Doi:10.1016/j.lfs.2014.05.018
10 Sherry E, at al., *American Journal of Infection Control,* 29, 346.
11 Li, X, et al., *Molecules,* 18,9550-9566
12 Warnke, et al., The battle against multi-resistant strains: Renaissance on antimicrobial essential oils as a promising force to fight hospital-acquired infections. *Journal of Cranio-Maxillofacial Surgery,* 37, 392-397
13 Schuhmacher, et al., Virucidal effect of peppermint oil on the enveloped virus herpes simplex virus type 1 and type 2 in vitro. *Phytomedicine,* 10, 504-510. Retrieved from http://www.urbanfischer.de/jouirnals/phytomed
14 *Effective treatment of experimental acute otitis media by application of volatile fluids into the ear canal.* Kristinsson KG, et al., *J Infect Dis.* 2005 Jun 1;191(11):1876-80. Epub 2005 Apr 29.
15 *Anti-inflammatory effects of Myrtol standardized and other essential oils on alveolar macrophages from patients with chronic obstructive pulmonary disease.* Rantzsch U, et al., *Eur J Med Res.* 2009 Dec 7;14 Suppl 4:205-9.
16 https://www.biosourcenaturals.com/pure-essential-oils/essential-oil-antioxidant-capacity-orac-values

17 *Smelling lavender and rosemary increases free radical scavenging activity and decreases cortisol level in saliva.* Atsumi T, et a., *Psychiatry Res.* 2007 Feb 28;150(1):89-96. Epub 2007 Feb 7.
18 https://www.planet-schule.de
19 Wikipedia
20 Wie stärke ich mein Immunsystem, Helmuth Matzner, https://helmuthmatzner.com/archiv
21 Jean Valnet, *The Practice of Aromatherapy*
22 https://www.ncbi.nlm.nih.gov/pubmed/22860587
23 Carvalho, et al., Topical Anti-Inflammatory and Analgesic Activities of *Copaifera duckei Dwyer*, © 2005 John Wiley & Sons, Ltd.
24 https://www.msdmanuals.com/de-de/heim/grundlagen/genetik/gene-und-chromosomen
25 Wie stärke ich mein Immunsystem, Helmuth Matzner, https://helmuthmatzner.com/archiv
26 https://thegrownetwork.com/treating-infections
27 Kronenzeitung vom 29.10.2019
28 https://www.ncbi.nlm.nih.gov/pmc/articles/PMC4399494
29 https://www.breakingnews.ie/world/low-vitamin-d-linked-to-increased-risk-of-death-new-research-951913.html - 19. Sept. 2019
30 https://www.planet-schule.de/sf/php/sendungen.php?sendung=9922
31 https://www.redoxon.co.uk/en/products/redoxon-immune-support-everyday
32 https://www.zentrum-der-gesundheit.de/ascorbinsaeure-ia.html
33 Lee DH, et al., *Does supplemental vitamin C increase cardiovascular disease risk in women with diabetes? Am J Clin Nutr.* 2004 Nov;80(5):1194-200.
34 https://www.profil.at/wissenschaft/antworten-fragen-thema-erkaeltung-7964100
35 Pénoël, Daniel, MD. and Rose Marie, *Natural Home Health Care Using Essential Oils,* Essential Science Publishing, 1998
36 Essential Oils Integrative Medical Guide, D. Gary Young
37 https://www.wunderweib.de/jeden-tag-wasser-mit-natron-fuer-die-gesundheit-13249.html
38 https://www.oelundwasser.de/das-oeldispersionsbad
39 https://amzn.to/2XtokgZ

40 https://www.oelundwasser.de/das-oeldispersionsbad/buerstenmassage
41 https://nutrimmun.de/de/anwendungsbereiche/darm-assoziiertes-immunsystem
42 https://www.pharmazeutische-zeitung.de/ausgabe-492010/darm-mikrobiota-partner-des-immunsystems
43 Essential Oils Integrative Medial Guide, D. Gary Young
44 *Essential Oils for the Treatment of Herpes Simplex Virus Infections.* Schnitzler P., *Chemotherapy.* 2019;64(1):1-7. doi: 10.1159/000501062. Epub 2019 Jun 24. Review.
45 https://www.profil.at/wissenschaft/antworten-fragen-thema-erkaeltung-7964100
46 *Meditation or exercise for preventing acute respiratory infection (MEPARI-2): A randomized controlled trial.* Barrett B, et al., *PLoS One.* 2018 Jun 22;13(6):e0197778. doi: 10.1371/journal.pone.0197778. eCollection 2018.

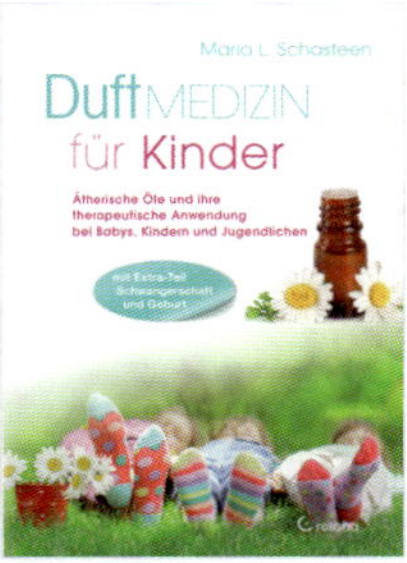

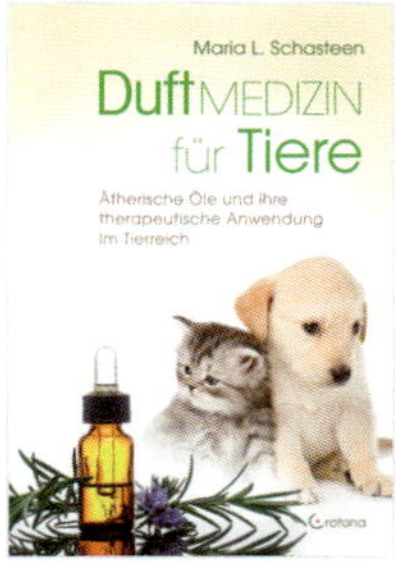

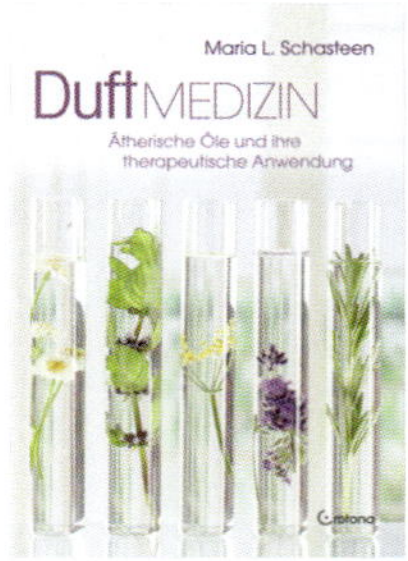

Maria L. Schasteen
Duft-Medizin für Kinder
Ätherische Öle und ihre therapeutische Anwendung bei Babys, Kindern und Jugendlichen
Flexibroschur, ISBN 978-3-86191-085-5, 224 Seiten

Maria L. Schasteen
Duftmedizin für Tiere
Ätherische Öle und ihre Anwendung im Tierreich
Flexibroschur, ISBN 978-3-86191-079-4, 224 Seiten

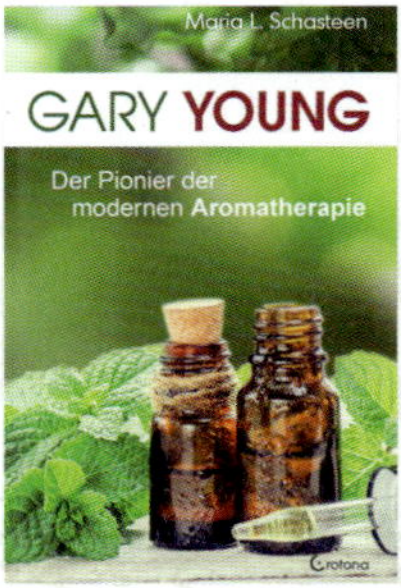

Maria L. Schasteen
Duftmedizin
Flexibroschur, ISBN 978-3-86191-074-9, 224 Seiten

Maria L. Schasteen
Gary Young –
Der Pionier der modernen Aormatherapie
Broschur, ISBN 978-3-86191-109-8, 208 Seiten

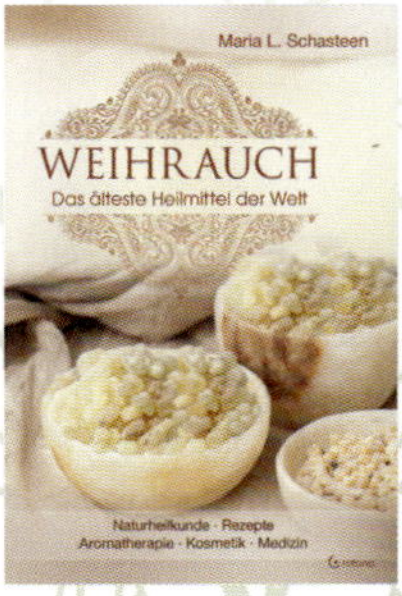

Maria L. Schasteen
Weihrauch
Das älteste Heilmittel der Welt
Flexibroschur, ISBN 978-3-86191-107-4, 192 Seiten

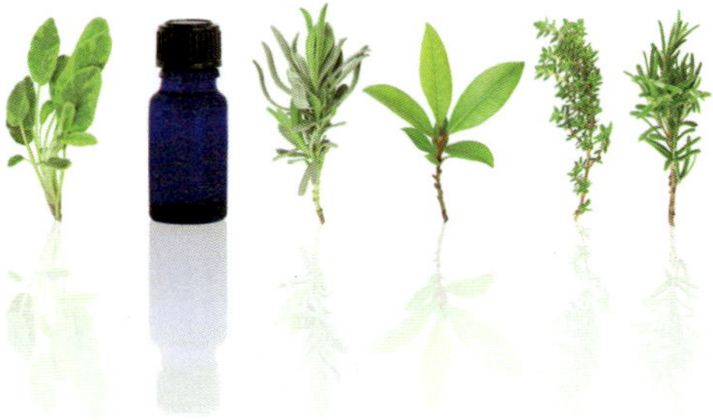